看護組織の活性化と変革へ

フィッシュ!の導入と実践ガイド

東京慈恵会医科大学附属病院看護部 編

編集責任者　小路美喜子

日本看護協会出版会

プロローグ

「フィッシュ！哲学」を活用し、仕事場は真剣に！ でも深刻すぎず、豊かな人生へ！

看護の仕事はとても崇高でやりがいのある仕事のはずです。でも現場では就業ほどなくして医療の現場を去る有能なナースが多いのは非常に残念なことです。そのような状況を改善しようと、われわれは多くの組織改革（看護体制・教育システム・雇用システム等）を行ってきました。しかし、真の組織改革はハード面の改革だけでは根づきません。それらを実践するスタッフ1人ひとりの気持ちのありようや志気の向上、つまりマインドの改革を伴なうことが必要なのです。

一般に、人は目覚めている時間の75％を仕事に費やしていると言われています。人生の仕事の部分にそれだけの時間を使うなら、仕事を楽しみ、仕事によってエネルギーを得るのでなければつまらないと思いませんか？

仕事をする場を楽しく、よりよいものにできないものだろうか？ それをわれわれの人生の素晴らしさに、つなげていけないものだろうか？ そう考えたとき、米国発の翻訳書『フィッシュ！』に出会いました。[1] 同書によれば、フィッシュ！哲学（以下、フィッシュ！）は、誰も

1) スティーブン・C・ランディン他：フィッシュ！，相原真理子訳，早川書房，2000.

が簡単に実行できる４つの原理から成ります。

①態度を選ぶ、②遊ぶ、③人を喜ばせる、④注意を向ける。

そしてこうも述べられています。「いまやっているのが必ずしも好きなことでなくても、それを好きになることにより、だれもが潜在的にもっているエネルギーと創造性と情熱をひきだすことができる」と[2]。

フィッシュ！導入により、東京慈恵会医科大学附属病院（以下、慈恵医大病院）看護部は大いに変わりました。ネガティブ思考からポジティブ思考へ、モラルの向上、顧客満足度の向上など数値で読みとれるものだけでなく、目には見えないけれど確実に存在する空気、すなわち価値観や風土・組織文化の醸成がなされてきています。

いつでも楽で、楽しく、美しい仕事ではないかもしれませんが、それでも看護師が、仕事をするのが楽しくなるような職場にしてみませんか？

あなたのなかにはいまだ使ったことのないエネルギーと、生かしたことのない才能、ためされたことのない力、そして与えたことのない与えるべきものが秘められているのです[3]。

仕事が報酬を得る手段ではなく、それ自体が報酬となる方法を見つけるために、まずわれわれの頭と行動を変えてみませんか[4]？　自分自身が仕事と人生を楽しむために！

小路美喜子

2）前掲書１），p.9.
3）前掲書１），p.55.
4）スティーブン．C．ランディン：フィッシュ！実践篇．相原真理子．早川書房，p.5，2002.

目次

c o n t e n t s

注

『フィッシュ！（FISH!）』および『フィッシュ！哲学（FISH! PHILOSOPHY）』は、米国チャートハウス社（ミネソタ州）の登録商標であり、すべての著作権は同社に帰属します。

また、日本における著作権の管理は株式会社アイエヌエー・インターナショナルが行っています。

1章

看護部への導入と実践
慈恵医大病院モデル

看護部長（本院）の視点

フィッシュ！が慈恵にやってきた経緯とその実践

小路美喜子（学校法人慈恵大學看護管理業務担当理事・元東京慈恵会医科大学附属病院看護部長）

●どうやってフィッシュ！を見つけたか

われわれは２００２年に大きな医療事故を経験し、信頼を回復するために全力投球していました。しかし、当時看護部長だった私でさえ、頭を上げて病院の廊下を歩けませんでした。ましてや、患者と直接対面するスタッフたちはどんなにかつらいことだろうと心を痛めていました。まさしくその通り、日に日に職場は元気をなくし退職者も続出し、もちろん患者数も減少していったのです。

そんなとき、以前に研修でお世話になった米国ワシントンＤＣ・プロビデンス病院のシスター、キャロル・キーハン院長の助言を得たのです。彼女は、世界宗教者平和会議で基調講演をするために来日していましたが、私たちの危機を伝え聞き、当院へ立ち寄ってくれたのです。

彼女は集まった病院幹部に、米国で１９９４年に起きたダナ・ファーバー事件を例にして、医療過誤事件における情報公開の重要さや、誠実な対応とそのポイントなどを話してくれました。そのときに言ってくれた言葉が「今は何はともあれ、スタッフたちが元気にならなくては！

今のあなたたちにとても有効な方法があるわよ」とフィッシュ！の本とビデオを紹介してくれたのです。その中身に触れてみます[1,2]。

●フィッシュ！は、シアトル・パイクプレイス魚市場で生まれた

ピチピチと活きのいい職場であるはずのパイクプレイス魚市場で働くスタッフたちは、かつてはどんよりとよどんだごみ溜めのような職場の中で、ただ報酬のためだけに、どうにか１日が終わればいいと気力もやりがいもなく働いていました。必然的に離職率も高かったのです。ところがある時点から、魚市場が活気ある楽しい雰囲気に変化し、観光客や近所のビジネスマンたちが見学に訪れる優良市場に変化しました。このことを聞きつけた経営コンサルティング会社は、何があったのか、スタッフたちに張りついて調査をしたそうです。

そこには責任を重視する革新的な職場環境をつくり上げるための秘訣がちりばめられていました。遊び心と思いやりのある前向きな姿勢が、より多くのエネルギーと情熱、生産性と創造性を生み出していました。

１日のうちの長時間を仕事場で過ごすわれわれは、なぜ仕事場そのものを楽しく、よりよい所にできないのだろうか？　よりよい仕事場で働き、生活の素晴らしさにつなげていけないものか？　そのためにこの魚市場を世界一の魚市場にしよう！というプランを具現化するために、彼らは４つの原理（態度を選ぶ、仕事を楽しむ、人を喜ばせる、相手に注目する）を自発的に

1）スティーブン・C・ランディン他：フィッシュ！，相原真理子訳，早川書房，2000.
2）フィッシュ！（吹替・字幕マルチ版）：チャートハウス社，2001.

実践していたということがわかりました。

では、４つの原理について、簡単に触れてみます。

●４つの原理のエッセンス

①態度を選ぶ（仕事そのものは選べなくても、どんなふうに仕事をするかは自分で選べる）

「態度を選ぶ」は、他の３つの原理を包含し、影響を与える核としての概念となります。ごみ溜めのような職場を批判だけして逃げ出すのも、勇気を持って向き合うのも、自分の人生を有意義なものにするか、退屈な長い時間にするか、すべては自分次第ということです。

不機嫌な態度を持ちこんで、憂うつな１日を過ごすこともできるし、明るいほがらかな顔で現れて、１日を楽しくすることもできます。今日１日をいかに過ごすかは自分次第。態度を決めてピチピチと活力あるあなたの職場を描こう！ということです。

②仕事を楽しむ（遊び心を取り入れる）

仕事場は非常に真剣。でも深刻すぎる仕事の仕方ではなく、真剣に仕事をしながらも、やり方次第で楽しめます。われわれの職場にユーモアとウィットを取りこもうということです。緊張感が強く責任の重い仕事ほど、ユーモアと明るさ、楽しさが必要です。そのほうがストレスの軽減、安全性の向上、自由な頭と心（創造性）の発揮、生産性の向上など効果が上がります。遊びのように仕事を楽しむには、まずは、自分の仕事に夢中になり、楽しく働くことを発見します。それが新しいエネルギーを生み出します。楽しいと１日が短く、仕事にも集中できます。他の３つの原理と結びついた形で「仕事を楽しむ」とき、遊びは適切で生産的なものになります。

③人を喜ばせる（自分の求めるものではなく相手が求めているものを考える）

よいと思ったことには、惜しみない賞賛を贈りましょう。手助けすることや感謝の気持ちを表現しましょう。相手の期待を超えたサプライズやイベントを考え実行してみましょう。

和気あいあいとした職場の雰囲気づくりのために、相手を巻き込み、参加させ、いい思い出をつくりましょう。いい思い出は相手の中でずっと生き続けます。そしてそれが自分自身の喜びに変化するのです。

④相手に注目する（しっかりと向き合う）

人があなたを必要としている瞬間を逃がさぬよう、いつも気を配りましょう。物が相手なら同時にいろいろできますが、人に対しては心を集中させる必要があります。別のことを考えながら何かをしても、能率は上がりません。それなら１つのことに全力で取り組んだほうが集中力や創造性も高まります。

今、このときに注意を向けましょう。それは、誰かと関わりを持つとき、その人に心を寄り添わせることを意味します。医療の仕事はいずれにせよ、自分を必要としている人と事柄に注意を向ける仕事です。しっかりと患者・部下・同僚・上司に注意を向けましょう。

●フィッシュ！の導入経緯

①米国の病院を視察

命を守る使命を持つわれわれ看護職は、基準・手順に決められたことをきちんと守る訓練はされています。それだけに無から何かを生み出す、あるいは今あるものを新しいものへつくり変える力（イノベーションの力）は不足しています。

この４つの原理を縦横無尽に使いこなすことで、何より、われわれの苦手とする創造性が向上することを実感しました。そしてそれらは、各々の生き方・考え方・価値観・信条として育まれることでフィッシュ！が哲学としての意味を持つことも理解できるようになりました。

本やビデオでフィッシュ！はよいと理解はできましたが、はたして病院に導入できるのでしょうか？　魚市場で魚を投げるパフォーマンスのように、病院で点滴ボトルや機械を投げあうわけにはいきません。そこで米国でフィッシュ！を導入し効果を上げている病院があると聞き、わらをもつかむ気持ちで見学に出向きました。

そこにはこれまでの病院のイメージを覆す素敵なモデルがあったのです。テキサス州ウエイコにあるプロビデンス病院は、まずまずの評価を維持していました。しかし副院長のジョナサン氏はそれには満足せず、もっとよい病院へ、患者からも職員からも外部の医師からも、さらに満足を得られるマグネットホスピタルをめざし、フィッシュ！を組織的に導入していました。訪問したわれわれに、今いかに職場が活性化し楽しいか、どのように４つの原理を具現化しているのかを、クリーニング部門、資材課、外部医師、研修生、感染管理ナースたちを通して熱く語ってくれました（写真1）。

そして患者からの評価も素晴らしいものでした。地元新聞は訪問したわれわれを取材し、海外からも見学に来る素晴らしい病院だと自慢しました。プロビデンス病院を取り巻く地域すべての人々が、二流・三流に甘んじず、一流の病院づくりを支援し参加していました。そのような動きが沸き起こることがフィッシュ！なのだと痛感し、帰国しました。

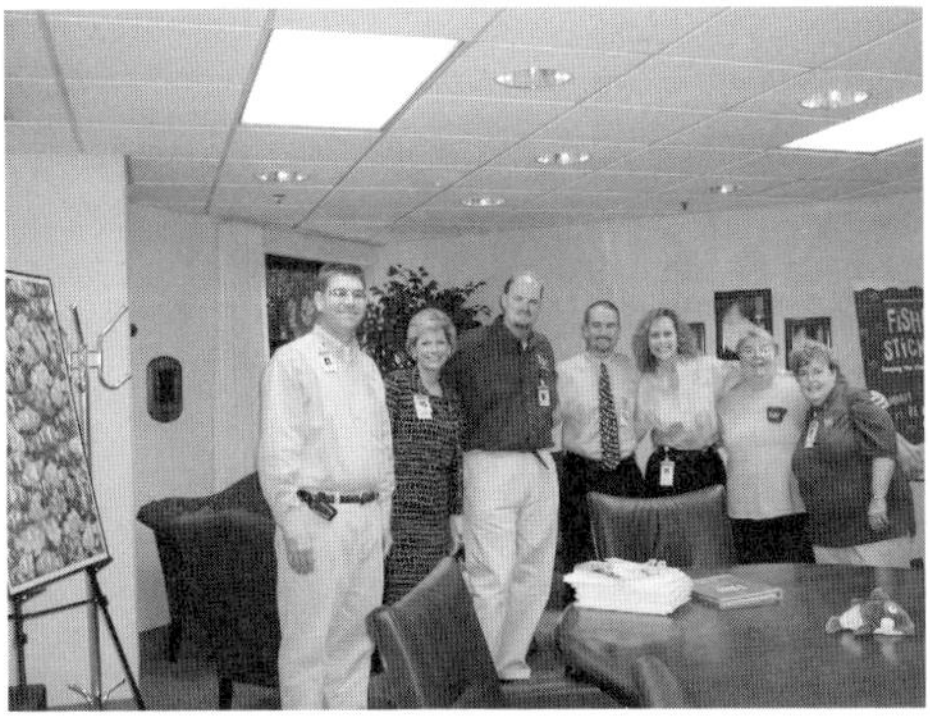

写真１

②現場に浸透させるために

新たな価値観や文化を導入・定着させるときに懸念されることは、ある一部の人間だけが熱に浮かれたように夢中になり、そうでない人はシラけて傍観者になるか、反発して頑なに拒否してしまうことです。それでは、「職場に元気を取り戻し、仕事を楽しく」というねらいがはたせません。

急がず、じわじわと確実に新しい文化として根づかせるために、まず「夏休みの宿題」として師長が十分にフィッシュ！を理解することにしました。その後師長会で、「さてフィッシュ！を目に見える形にし、浸透させるには？」について検討し、まずは看護師の各年代別・領域別研修会に導入することから始めました（94Ｐ〜１０４Ｐ参照）。

研修会に参加した各年代の多くのスタッフが、フィッシュ！の効果を実感し、現場に戻って自分たちが体験したフィッシュ！の４つの原理を実践し始めました。そして、その実践内容は各病棟へ自然感染するか、あるいは決して命令ではない意図的感染が起きることで、確実に拡大・浸透していったのです。

●看護現場での４つの原理の実践

①態度を選ぶ　→腹をくくってみる

人は新しい課題や自分の能力以上の問題に直面したときに「私には無理」「やれない・できない」と予期不安が先に立ち、尻込みしてしまうものです。でもそんなときこそ能力発揮・獲得のチャンスです。「よしやってみよう！」「その役割に挑戦してみよう！」と態度を選び、腹をくくってみましょう。自然に力と自信がわき、何らかの方策が見えてくるから不思議です。そうやって自分で決めたことは失敗しても後悔が少なく、逆にそこから学ぶことは数知れずあります。

「自律した看護集団」を組織づくりの柱に据えてきたわれわれにとって、この「態度を選ぶ」ということは、日常の小さな場面でも、人生を左右する大きな事柄でも、意識して自分で意思決定することです。それがすべてのベースとなり、各人が積極的な姿勢を培うことにつながっています。「このへんでよし」ではなく、「最善をめざそう、それがダメなら次善を探しめざす」ということを常に意思決定できる習慣を身につけ、どんな小さな会議でも、「○○さんと同じ意見です」ではなく、「私はこう思います」という態度を選べるようにしたいものです。

〈例A　急患よろこんで〜！〉

　どの病棟もできれば急患は避けたいと思っていますが、でも命を預かるわれわれは、決して避けることは許されません。だったら最初から快く楽しく引き受けよう。「態度を決めよう」という意思決定を表す意味で、電話の受話器に「急患よろこんで〜！」と印字したシールを貼りました。急患の要請がきたときはその場にいるスタッフたちで「はい！急患よろこんで〜」と合唱してみます。すると誰もが本当に「さあ、受け入れよう！」「お待たせしました！」と前向きに動くことができるから不思議です（写真２）。

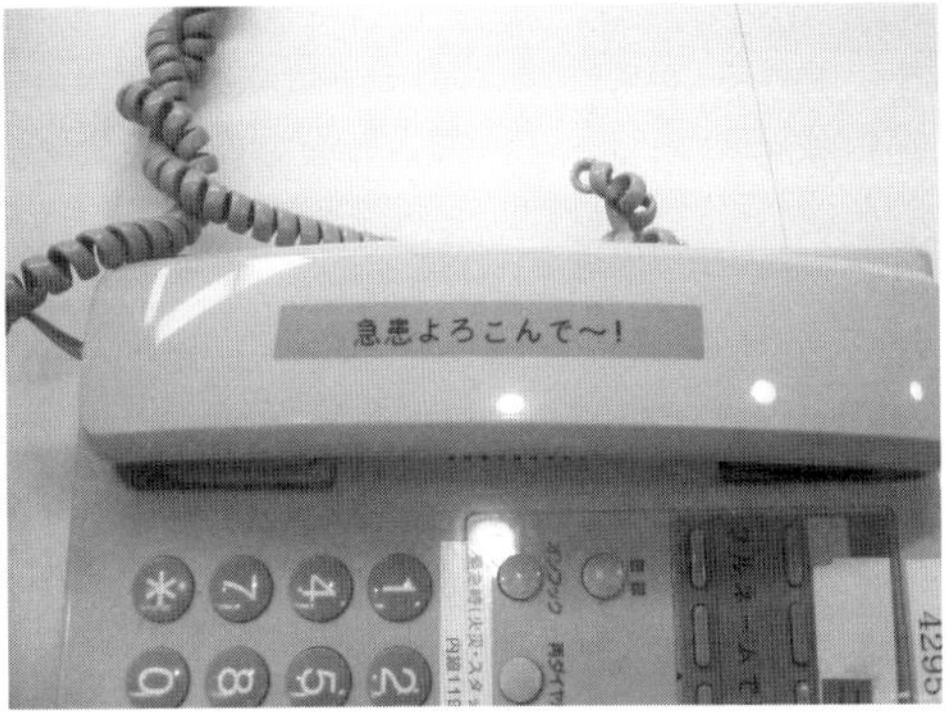

写真２

〈例B　ニコニコマーク？　不機嫌マーク？〉

　朝から不機嫌そうに出勤し、周囲を暗くしている人。そんな人に注意ができなかったり、自分も気づかないうちにしかめっ面になったりしています。できればそんな自分に気づき、自分で態度を決めたいものです。「今日１日を笑顔で過ごそう」と決めるのは自分なのです。

病棟の入り口に2つのマークを貼ることで、自分自身が気づくことができるようにしています（写真3）。

②仕事を楽しむ　→仕事にも遊び心を持つことは健全な職場には不可欠

日本人はうまく遊ぶのが苦手で、仕事中に遊ぶことなんてもってのほかだと思われます。特に看護の世界は「もっと真剣に、もっと真面目に」を要求してきました。その空気が看護師を追いこみ、職場を緊張と不安でいっぱいにしてきたのかもしれません。

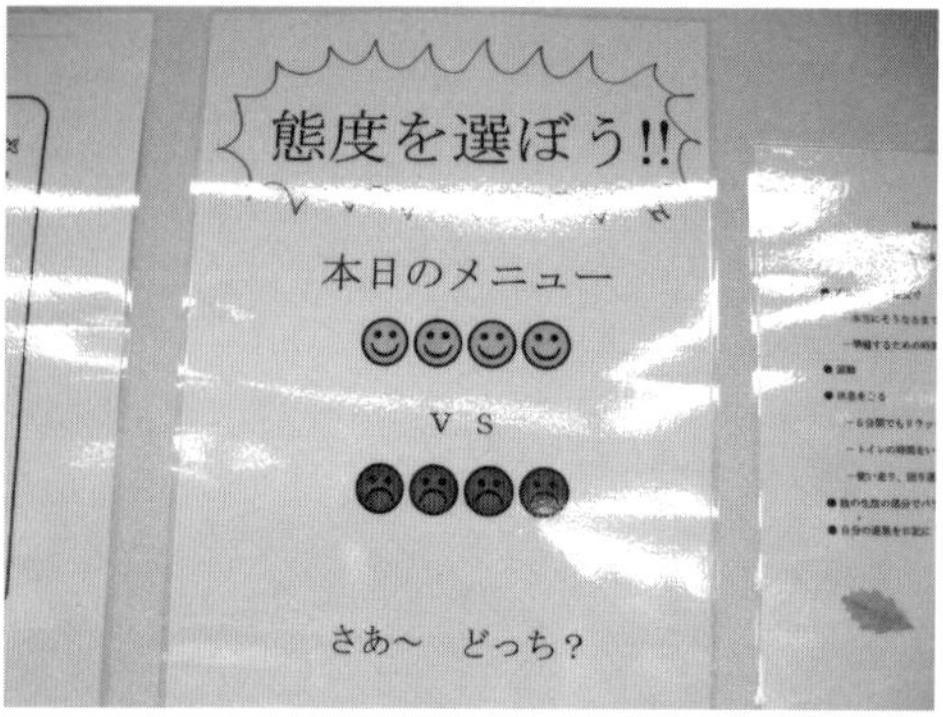

写真3

遊び心を取り入れた、ちょっとしたユーモアとウィットが、スタッフたちに余裕と笑顔をもたらし、患者の心も和ませます。ユニホームを楽しい色に変えてみる、デイルームに音楽を流しアロマをたく、壁や窓に季節の飾りつけをするなど、仕事中に自分本位に遊ぶことと、楽しく仕事をすることの違いを知り、しっとりと心が通い合う健全な職場へ変化させましょう。

〈例A　車椅子運転免許証の交付〉

交通事故で救急入院した女性患者が、初めて車椅子に乗ることができたとき、皆で運転免許証交付のセレモニーを企画しました。「○○嬢に対し、本日より病院内において車椅子運転を許可します。ただし、ベッドからの移乗や運転においては、転落や患部の安全に注意を向けてください。また、運転走行中は自分自身のみならず前方を注意し、他の患者さんにも十分お気をつけください。運転中のトラブルに関して当局は一切感知しませんので悪しからず（冗談）」。と書いた魚型証書を授与しました。彼女は面会者が来るたびに自慢そうにそれを見せ爆笑していました（写真４）。

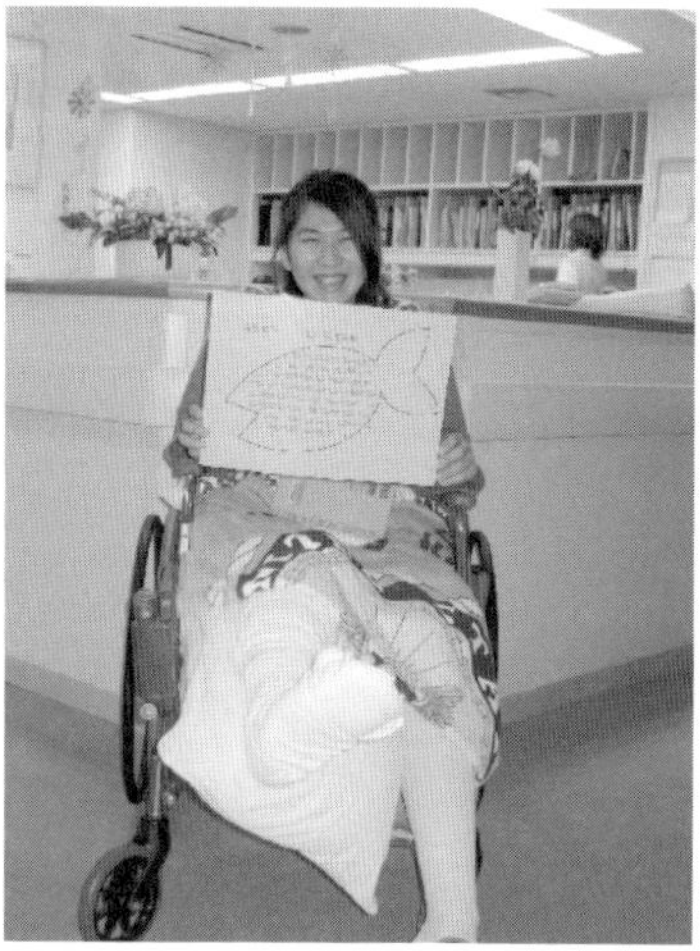
写真 4

〈例B　窓に季節の飾りつけ・アロマと音楽〉

　病棟廊下にある大きな窓に、季節ごとの飾りつけをするようになりました（写真５）。１歩足を踏み入れた患者や見舞いの方たちは一様に「病院じゃないみたい！」とそれを楽しんでくれます。そして、そこには必ず相手を気遣うメッセージがあります。「今年の夏は海へ行けなくて残念ですね。少しでもご家族と海の気分を味わってください。そして暑い夏を楽しみ乗り切りましょう」などと。もし大きな窓に何もなかったら、都会のビル群を眺めてため息をつくだけかもしれません。

　また、デイルームにアロマと音楽もセットし心地よい癒しの空間をつくり出しています（写真６）。

③人を喜ばせる　→相手の喜びを引き出そう

看護として相手を気遣い、患者満足度を上げるためだけでなく、人として心から誰かを喜ばせたい欲求は誰しもが持っているはずです。過酷と言える仕事だからこそ、ちょっとしたねぎらい・感謝・支援の言葉は職場に潤いと安定を与えます。「それでいいのよ！」「手伝うわよ！」「ありがとう！」「助かるわ！」「上手にやれたね！」などと素直に表現してみましょう。

何かのお祝いや、感謝の気持ちをこめてメッセージカードにしてみましょう。大切なのは相手のために行い、相手に伝わること。だから目に見える形にするのです。

〈例A　テロップでありがとうの伝言〉

夜勤中のある看護師が、小さな用件で3回も夜間当直医を起こし、とうとう最後は「いいかげんにしろ」と怒らせてしまいました。夜勤明けのときにお礼とお

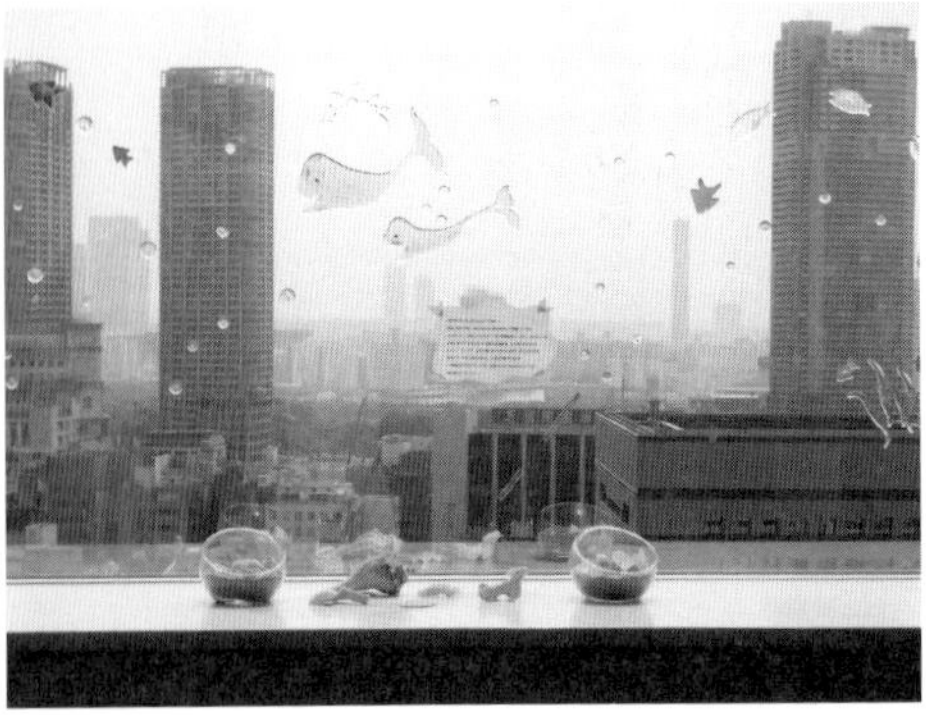

写真5

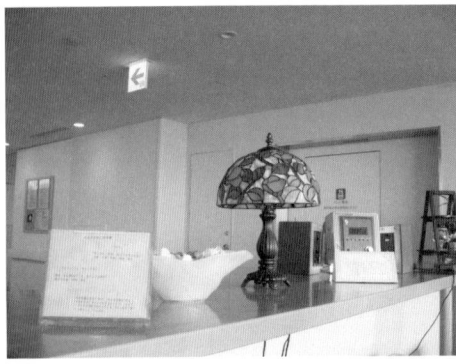

写真6

詫びを言いたかったのですが、当直医はまだ寝ていました。何とか気持ちを伝えたかったので、PC画面にテロップを流しました。「昨晩は何度も起こしてごめんなさい。でも対応してくださって助かりました。ありがとう。今日1日頑張ってください」と。

あとからそれを見た当直医は照れくさそうにニンマリしました。同僚が「お前、もう少し寝ててもいいぞー」と笑いが飛び交います。これだけでその場に温かい空気が流れるのです。何もしないで帰っても罪にはなりませんが、形に表し伝えてみましょう。それは、ちょっとした意思決定でもあります（写真7）。

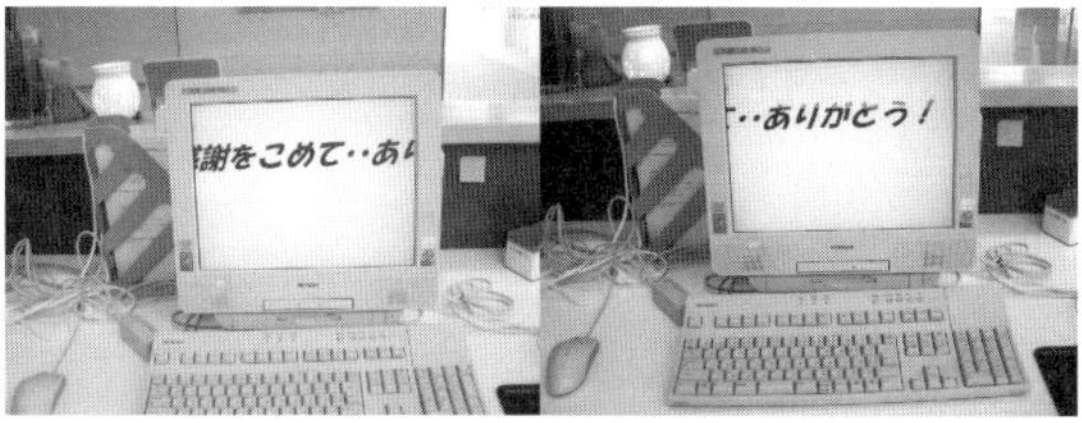

写真7

〈例B　嫌われ医師の本当の姿〉

無愛想で怒りっぽく、決して看護師たちから好かれていなかった外来担当医師に、フィッシュ！の活動としてバースデーカードを手渡しましたが、彼は「フン」と言ったきり、すぐに机に伏せてしまいました。「やっぱりあの医師にはフィッシュ！も通じない！」「もうほっとこう！」となり、その事件を看護師たちが忘れかけていた半年後のクリスマスイヴの日。診察後のすべての患者が「先生にクリスマスカードいただいたのー」と上気した笑顔で出てきました。看護師たちは唖然としました。「あの医師が⁉」。医師も本当は嬉しかったのです、半年前のバースデーカードが。だから夜遅くまで診察室で患者1人ひとりのためにこっそり書いていたのです。本当は照れ屋で優しい姿を垣間見ました。

バースデーカード1枚が人の行動を変えるのです。まず自分が行動を変えてみましょう。

④相手に注目する　→真剣に関心を持つ

看護師は仕事として、患者の観察からフィジカル・アセスメントへとスキルを駆使して患者に注目しています。でも本当に相手の心に、必要としていることに、寄り添う注目の仕方をしているでしょうか？　また、関心を寄せることは患者だけではなく、周囲の人々や事柄にも必要です。注意を払って見ていれば、普段は見えない職場の変化も見えてきます。

「一期一会」とは、まさしくそのことだと思います。今この瞬間を逃さないよう、注目してみましょう。

〈例A　両親からの手紙〉

新人たちが入職4カ月を過ぎる頃、師長たちは実家へ暑中見舞いを出し、彼女たちの職場での様子をお知らせしています。それに対し心温まる返事を下さる方も多いのです。

A子さんのお母様からの手紙　先日はA子の病院での様子をお知らせいただきありがとうございました。なかなか仕事を覚えられないA子を思いやっていただくお心に主人共々感激いたしました。師長様からバースデーカードをいただいたり、A子の話の所々に皆さんの真心を感じ、A子自身もどこまで応えられるか深く受けとめているようです。A子は新しい何かに挑戦するときに、思いが強いほど苦労する子でした。「うまくやろう」「失敗しないようにしよう」

としてかえって力が入って失敗し、そのことで焦ってしまってまた失敗をする。そんな経験を何度かしてきています。結果として何とか自分のものにすることはできてきたようですが、学生時代とは違いプロして許されないこともあり、ご指導いただいている皆様にはどれほどご迷惑やご心配をおかけしているかと申し訳なく思っております。今はまだまだですが、何とか皆さんに追いついてくれるものと、親ばかですが信じております。手のかかる娘ですがどうぞ宜しくお願いいたします。

B子さんのお父様からの手紙

この度は、お忙しいにもかかわらずB子の就職後の勤務の様子をお知らせいただきまして誠にありがとうございました。娘には特段何も申しておりませんが看護師という道を選択したことを改めて褒めてあげたいと親ばかですが思っております。人の命を守る（預かる）ということは言葉で表現することは簡単ですが大変なことであり、病院内では常に緊張を強いられるものだと思います。私も35年間の警察官としての経験からその難しさは肌でというより体で理解しております。娘には以前、相田みつをさんの詩を読ませたり、相田みつを美術館に連れて行ったことがあります。特に読ませたのは「ただいるだけで」という詩です。娘にはこの詩のように「あなたがそこにただいるだけでその場の空気が明るくなる。あなたがそこにただいるだけでみんなの心がやすらぐ[1)]」看護師になってもらいたいと考えています。どうか至らない点が多々あろうかと思いますが、引き続きご指導ご鞭撻の程、何卒宜しくお願い申し上げます。

1）相田みつを：いちずに一本道　いちずに一ツ事，角川書店，p.140-141，1998.

どちらも何と心のこもった、親なればこその手紙でしょうか。このように感性を育まれた大切なお子さんを預かっていることの責任と、1人ひとりのありように注目することの大切さを痛感させられます。新人という集団でひとくくりに見てしまうわれわれの関心の向け方を大いに反省させられる手紙でした。

成長の遅い新人に、「まだできないの？」「もっと勉強して！」と追いこんでしまいがちな指導を、フィッシュ！導入とほぼ同時に「1年かけて一人前に！」を合言葉に新人研修制度をゆとりあるプログラムに変更しました。その成果で10％台はあった新人離職率は4～5％に激減しました。

もちろん指導する中堅層の疲弊感にも着目し、フィッシュ！の要素を取り入れた感謝の企画を、それぞれのナースステーションや教育プログラムで実行しました。

●フィッシュ！と日本人の国民性

フィッシュ！は、もともと日本人が持ってはいるけれど、表面に出すのが苦手だった美徳（繊細な心遣い、協調性、正義感、謙虚さなど）を行動に移せるよう後押しする概念であり、日本人の国民性のよい部分を引き出せる哲学です。そのため、多くの日本の看護師に共感を持って受け入れられたのだと私は考えています。

看護師だからではなく、上司の指示ではなく、1人の人間として自分や仲間のためにフィッシュ！を実践すること。結果的にそれが「仕事そのものを楽しむ」ことになり、職場の活性化につながったのだと思います。

「相手を思う気持ちを十分に表現し、よいと思うことは形で示そう」「行動しなければ伝わらない」「以心伝心を期待するのは、自分の傲慢である」が、フィッシュ！導入時のテーマでした。フィッシュ！はその行動を助けてくれるツールでもあったのです。

●形から中身へ。そして次の段階へ進もう

フィッシュ！をまず形に表現することが定着したら、次は4つの原理を1人ひとりが自分自身の行動規範として取りこんでみましょう。

決して自分たちだけの遊びや楽しみを追求するのでなく、①自分で意思決定しているだろうか、②楽しむことの真の意味を理解しているだろうか、③相手のことを思っているだろうか、④周囲に関心を向けているだろうか、これら4つのことが個々に浸透したならば、形に頼らなくとも、目に見える数値（退職率の好転、職員満足度の向上、病院運営上の数値好転など）の変化だけでなく、見えないけれど存在し感じとれる、本当に健全な組織文化や風土の醸成がなし得るだろうと思われます。

われわれの究極の目的はそこにあるのです。

フィッシュ！で活性化した当院看護部はこれを土台に、病院全体の協働と効果的なチーム医

療にエネルギーを向けています。厳しい医療環境の中、関係者がどのようにプラスのエネルギーを出し合い、協働のリーダーシップを発揮できるかについて、新しい概念を導入し挑戦しています。それは「協力のリーダーシップ」の理論を学ぶことや、「チームステップス」や「ＳＢＡＲ」の概念を実践することから始まり、組織全体のチーム医療を推進する方向へと動いています（37Ｐ～41Ｐ参照）。

よいと思ったことは各職種が協働し、変化を起こし得る職場へ。今後もフィッシュ！の力を借りながら発展していくことでしょう。

看護部長（分院）の視点

分院で魅力ある職場をどうやって実現したか

髙橋則子
（東京慈恵会医科大学附属病院看護部長）

●戸惑いのスタート

フィッシュ！が慈恵にやってきた２００４年当時、私は附属病院（以下、本院）の看護部副部長の１人でした。

正直言って最初はかなり戸惑いました。早川書房のフィッシュ！の本を読んで、ワクワクした気分になり魅力を感じた反面、今まで否定されていたことが肯定されたり、従来にないパフォーマンスが突如推奨されたりして面食らいました。

ナースステーションのカウンターに置物や飾りつけ、掲示板にスタッフの顔写真を入れた紹介ボードや季節を感じさせる飾りつけ、アロマをたく、デイルームで音楽を流す、患者向けのフロアコンサートや催しもの、と何でも自由にやっていいと言われても……

私がスタッフのときは、置物はほこりが溜まるし、壁の貼り紙は紙ダニがつくから感染予防上好ましくない、クリスマスツリーもいろいろな状態の患者がいる病院で、お祭り気分を持ち込むのはいかがなものか、などと先輩方に言われてきたので「何なのだろう、この違いは？」

と大いに戸惑い、内心では反発を感じたのも事実です。

　最初は違和感を持ちながらも、看護部長の方針だから、私も副部長の１人として、率先して何かしなければ、と焦りにも似た気持ちで、担当病棟でいくつかのことを実行してみました。最初の頃、顔写真入りのスタッフ紹介ボードを廊下の掲示板に貼り出さないかと提案してみたところ、リーダーナースの１人が開口一番「いつ、誰がそれをつくるんですか？」と否定的な言葉を発したときには、かなりがっかりしました。

　私と同じように看護師も戸惑っているのだろう、強制はしません、とあっさり提案を引っ込め、自分ができることからやろうと思い直しました。スタッフ同士のサンクスメッセージ投票を始めたり、ノリのよい若い看護師に声をかけて患者向けのイベントを行ったりしました。

　手探り状態でフィッシュ！を具現化していったのですが、次第に、フィッシュ！の４つの原理が、私自身が大事にしていることと重なっていることに気づき、違和感がなくなってきました。私は、以前から「相手のよさを見出し認める」「適度な緊張感を持って楽しく働く」「お互いにアサーティブに思いを言い合って、チームワークよく仕事をする」ことを大事に思っていましたので、フィッシュ！はそれを推進してくれる便利な哲学ではないかと思えるようになったのです。

　特に、フィッシュ！導入の翌２００５年４月、本院から附属柏病院（以下、柏病院）へ異動となり、さまざまな取り組みを進めていくうちに、飾ることがフィッシュ！ではない、看護をより効果的に行うための潤滑油的なものなのだ、と思うようになってきました。

●柏病院でのフィッシュ！

柏病院は、病床数６４０（当時）の地域中核病院であり、千葉県から三次救急を補完する救急基幹センターの指定を受けていました。建物はコンパクトにまとまって機能的にできていました。

柏病院へ看護部副部長として赴任したところ、すでにフィッシュ！は導入されていました。柏病院では看護部内にフィッシュ！を広げるためのプロジェクトチーム「ＣＳ・ＥＳ委員会」があり、遊び心を発揮した「フィッシュ！新聞」を年4回発行していました。

各病棟の掲示板には、趣向を凝らした季節感あふれるスタッフ紹介ボードが作成されており、本院の「やりたい人から、やりたい部署から、やりたいことをすればよい」という雰囲気とは少し異なり、半年でここまで形ができていることに驚きました。トップダウンで組織的に取り組みを進めているのかな？という感想を持ちました。

しかし、見えない概念を見えるようにすることで伝えていけるのだから、このように形にすることが必要なのかもしれない、とも思いました。

私の担当病棟は、整形外科・婦人科・救急部の混合病棟でした。季節ごとに担当者を決めてスタッフ紹介ボードを作成していました（写真１）。折り紙やイラストを使い、凝った紹介ボードを作成しており「すごい」と驚きました。私の担当病棟の掲示板が一番じゃないかしら、とスタッフのセンスに感心し、その都度写真に収めたものです。

異動2年目に柏病院の看護部長に就任し、少しずつさまざまな取り組みを始めました。フィッシュ！は看護部から導入し、看護部内ではかなり浸透してきていましたが、これからは他職種の人たちを巻き込んで、チーム全体、組織全体に波及させて、明るくコミュニケーションのよい活気ある病院にしたいと思ったのです。

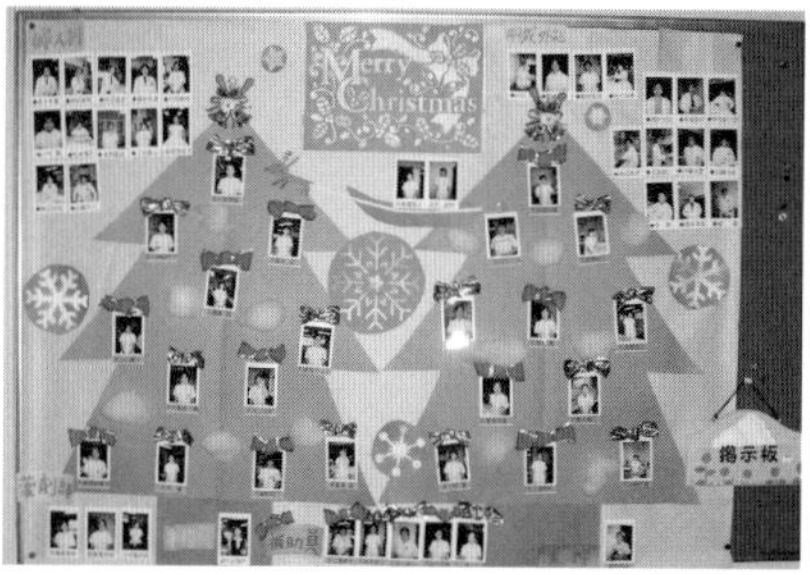

写真１

●看護部長から情報発信

柏病院は、救急部のベッドが26床あり、心臓外科、脳神経外科もあり、心臓カテーテル検査は本院以上の件数を実施していました。高度な急性期医療を担っていますが、本院に比べて少ない医療スタッフで行っているためか、疲弊感があり、看護師たちは師長の勤務表作成など労務管理に厳しい目を向けているように感じました。

病棟によっては、勤務調整などを看護師に持ちかけると「それは師長の仕事ですよね」と言い返され苦労している師長もいました。心なしかクレームを言ってこられる患者も多いと感じ、「ちょっと殺伐としているなあ」と、内心思っていました。

そのような中、２００６年度の看護部のリーダーシップ研修において、リーダーナースたちの「たまには私たちも褒められたい」という言葉を聞きました。「そういえば最近はリスクだクレームだと注意を与えることばかりだったなあ。もっとスタッフによいニュースを届けないといけないな」と思いました。

看護部には感謝やお褒めの手紙や投書も届いているので、これをスタッフに知らせようと思い立ちました。皆が頑張ってケアし、患者からよい評価をいただいたり、一緒に働くスタッフを楽しませたり喜ばせる活動やイベントを見つけて皆に紹介し、褒めてやりたい。また、看護部門の長として何を考え、どのようにしようとしているのかなどをもっと知らせて、みんなでつくり上げるという組織風土にしたいと考えました。

そこで、２００６年度末から「看護部長だより」の発行を始めました。Ａ３サイズの用紙に明るいパステルカラーを基調とし、イラストや写真、図やグラフなどを入れた手づくりの便りです。夢のある病院の事業計画、看護部がめざしているもの、さまざまなイベントや患者からのサンクスレターなど、私が看護部職員に発信したいと思うものを記事にして、看護部内の全部署に配布しました。

この看護部長だよりは、再度転勤になる２００９年度まで年2回、通算7号まで発行し続けました。

●看護学生の1人ひとりに向き合う

赴任当時、柏病院の敷地内にある看護専門学校の学生から「臨床の看護師が厳しい（怖い）から就職をためらう」という声を耳にしていました。そこで、フィッシュ！の「相手に注目する」「人を喜ばせる」を看護学生の実習指導にも発揮しようと呼びかけました。実習以外でも、臨床と学校との交流を深める機会をたくさんつくろうと思いました。

まず手始めに、毎年行っている看護学生のキャンドルサービスの後、看護学生に指導する臨床側の感謝の気持ちを伝えようと、感謝状をつくることを提案しました。患者の感動や喜びの反応を部署単位でカードに書き、それを用いて感謝状を作成し、フィッシュ！チームの師長と共に学生自治会に参加しました。

学生は、自分たちのクリスマスソングとプレゼントが患者に感動を与えたことと、臨床の看護師たちから感謝されたことで二重のうれしさを感じたようでした。また、実習中は学生を「学生さん」ではなく個人としてきちんと向き合おうと、学校と学生の承諾の下、実習中の学生の写真をナースステーションに掲示することにしました。

そして、将来一緒に働く仲間を育てるという意識で、今まで以上に一緒に看護を考える実習にしようと指導者の会でも話し合いました。その後、看護学生の臨床に対するイメージは好転していきました。

●フィッシュ！自慢コンテスト

２００７年度には、各部門・部署で取り組んでいるフィッシュ！活動を病院全体、全職種に知らせる目的を兼ねて「フィッシュ！自慢コンテスト」をしたい、と師長たちから提案がありました。看護部から病院全体へさらにフィッシュ！を浸透させるチャンスと思い、実行に向けて大いにバックアップしようと思いました。

フィッシュ！担当師長が中心となって全部署に応募を呼びかけたところ、34部署も応募がありました。看護部の部署が中心でしたが、栄養部やリハビリテーション科、医療連携部門などからも応募がありました。部署ごとに作成してもらったフィッシュ！自慢ポスターを院内３カ所に掲示し、よいものに投票してもらう方式にしました。「掲示板部門賞」「接遇部門賞」「創意工夫部門賞」「美化部門賞」と４つの賞が設けられ、それぞれに病院長から賞状と賞品を出してもらいました。

美化部門は、主任が中心となってナースステーションが考えられないくらいに常に整然と整理整頓されているピカピカの病棟が受賞しました。医師のカルテなども常に片づいていると病院中で評判の病棟で、賞の名前は「ピカピカで素敵で賞」というものでした。賞品は、１年間の４シーズンごとに鉢植えの季節の花が配送されるというサービスでした。第１回目の配送を４月の新人看護師が初めて病棟に出る日にしてもらい、ウェルカムメッセージと共に新しい仲間を迎えました。

●グッドドクター賞で医師のモチベーションアップ！

２００９年度は、病院運営会議である診療部長が「たまにはドクターも褒められたいよ」ともらした一言がヒントになりました。頑張っている医師を称えることで医師のモチベーションが上がり、さらにチーム医療にもよい影響が出ると思い、この言葉を聞いた私は、さっそくアイデアを提案しました。

そして、２００９年度フィッシュ！自慢コンテストは「グッドドクター賞」に決定しました。方法は、全部署に1枚ずつ投票用紙を配布し、部署で話し合って1人のグッドドクターを選出する。その際に選出理由を投票用紙に記載するという方法にしたので、1票に重みがありました。このコンテストは、非常に盛り上がりました。各部署で、どの医師にするか、なぜその医師がよいのか、などにぎやかに話し合いが行われました。

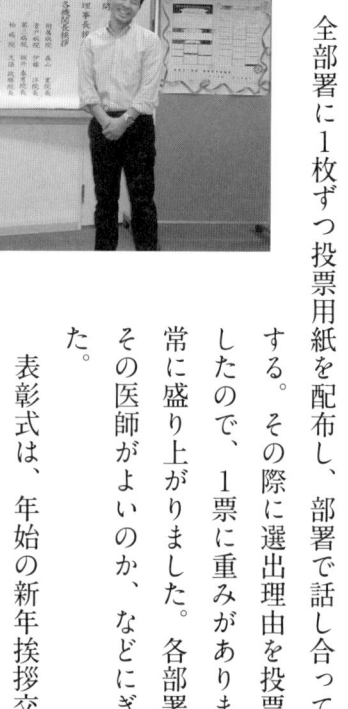

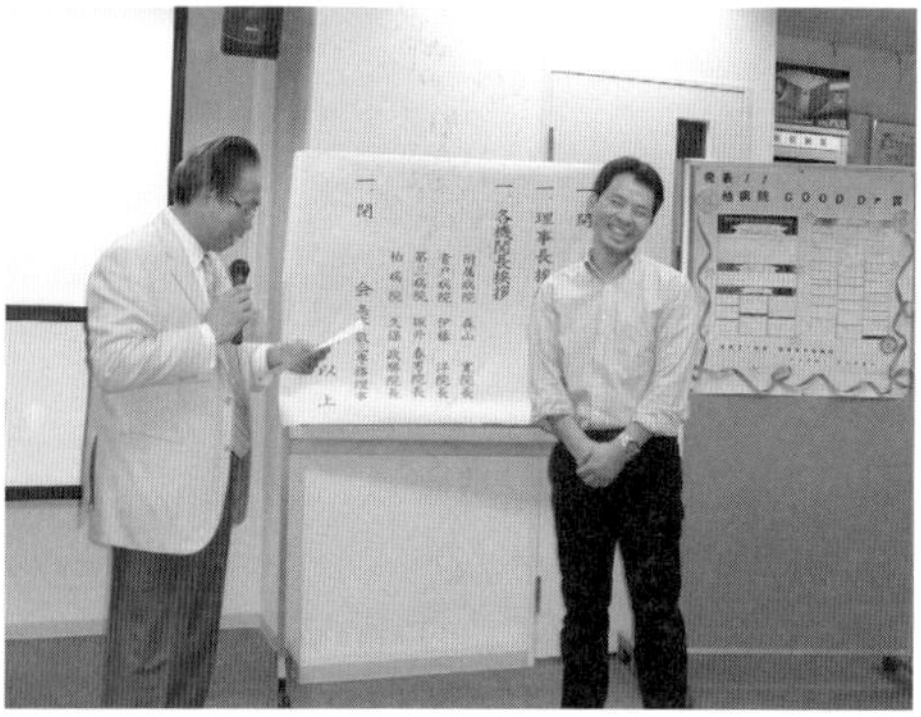
写真２

表彰式は、年始の新年挨拶交換会の後に開催されたのですが、いつもは会議に参加しない医師も多数参集してくれました。投票された医師は全部で40名でした。最も投票数が多かった医師には「エクセレントドクター賞」、次いで「ベストドクター賞」、1票でも入れば「グッドドクター賞」が授与され、病院長から表彰状と副賞のネームペンが贈られました。やはり得票数が多い医師は、患者にもスタッフにもきちんと対応し、他職種からの評価も高い方たちでした（写真2）。

●事務員もフィッシュ！を具現化

看護部の事務員会では、全病棟・外来にありがとうメッセージカードと投票箱を設置し、毎月投票されたカードを集めて一覧できるようポスター（写真3）を作成して各部署に配布しています。カードには看護師・事務員・看護補助員・医師・清掃業者などさまざまな人への「ありがとうメッセージ」が書かれています。カードに氏名が記載されていれば、本人にカードを渡しにいくのです。

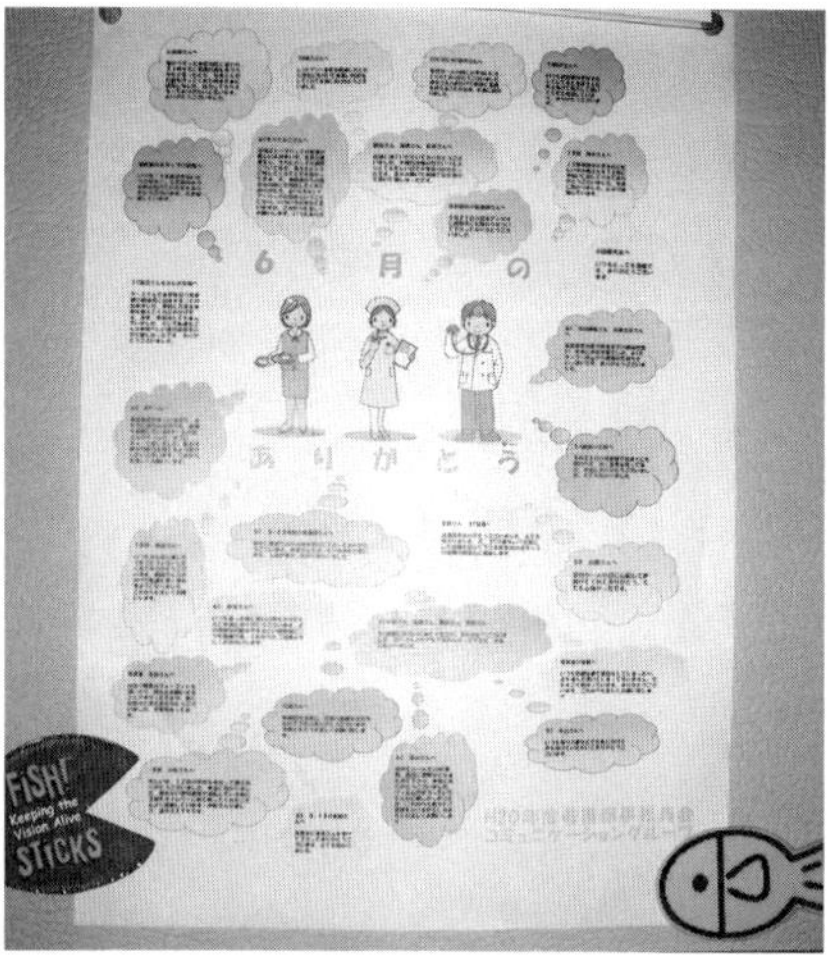

写真3

例えば「先日スタッフの急病で人手不足になったときに応援に来てもらい、とっても助かりました。本当にありがとうございました！」など、日常のちょっとしたことが感謝の言葉と共にカードに記載されています。カードをもらった人はうれしくなり、また手伝ってあげようという気持ちになります。

医師へ対しても上手にフィッシュ！を実践してい

る病棟事務員がいました。「救急部５月のＭＶＰ」と銘打って、その月に一番多く書類を書いてくれた医師を表彰するという遊び心のある企画でした。病棟のナースステーションに掲示する（写真４）ことで、多くの医師の目にも留まり、中には「え～僕もいっぱい書いたのになあ」と反応する医師がいたそうです。

私が「いいものをプレゼントするって書いてあるけれど、何をあげたの？」と、その事務員に問うと、「ドクターが絶対買わないような新発売のスナック菓子とかですよ」と楽しそうに話してくれました。医師に対して「先生、書類書いてください！書いてもらわないと困るんです」とせかすより、はるかに効果がある方法だと、その発想に感動しました。

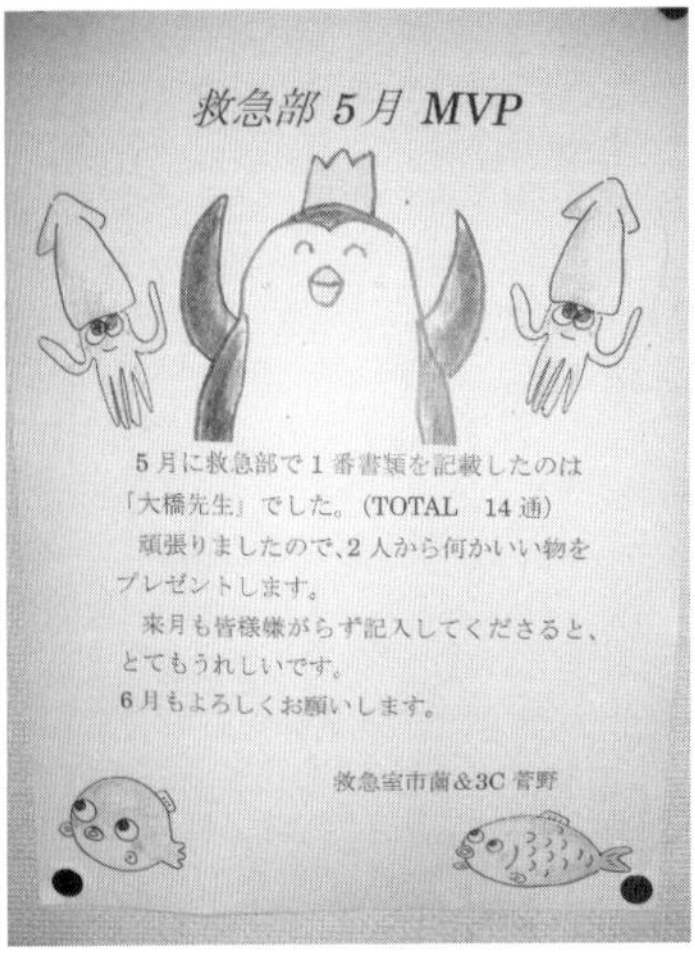

写真４

●フィッシュ！の効果を実感

このように、病院長始め病院の幹部職員の理解と協力を得ながら、さまざまな取り組みをすることができたこともあり、当時の柏病院長からは「看護部は明るくなった。力をつけてきた」といううれしい言葉をいただきました。

２００６年度から入院基本料７対１が導入されたこともあって、看護師数が増えたことも要因であるとは思いますが、看護師の退職率も下がってきました。また、毎年行っている看護師の職務満足度調査においては、「医師・看護師関係」と「看護師相互影響関係」に対する満足度の上昇が認められました。これは、医療チームのコミュニケーションとチームワークが向上したことを意味していると思われます

それを示す例を１つ挙げてみます。ある日、膵臓がんで末期状態の60代女性患者が救急来院されました。その方は姪の結婚式に出席することを楽しみに、その日までは絶対死ねないと自宅で頑張って療養されてきました。しかし、ついに力尽きて救急来院されたのです。

ひどく痩せて黄疸も著しい状態でした。結婚式は７日後、それまで持ちこたえられるのだろうか?と医療者たちは思いました。しかし、「ここまで頑張ってきたのだから、何とか望みを叶えてあげたい！」と救急室の看護師たちは、医師に働きかけ、院内の緩和ケアチームや在宅療養支援部門の看護師にも声をかけて、医療チームの話し合いを持ちました。

そして、緩和ケアチームの外科医長が「私が結婚式に同行します」と言ってくれたのです。結婚式場で絶命するかもしれないほど衰弱していましたが、本人もご家族も納得の上、出席が決まりました。前日、担当看護師が洗髪を行い、当日はきれいにお化粧をし、黒のスパンコールドレスに着替えてストレッチャーで出発されました。そして、医師と看護師が付き添った結婚式を無事に終えて帰院されました。「もう思い残すことはありません。ありがとうございました」と言い残し、その３日後、彼女は家族に看取られて旅立たれました。

以前は、「こんなことは無理だろう。外出中に患者に何かあったら誰が責任をとるの？」というムードがあり諦めてしまうことが多かったのです。しかし、チームのコミュニケーションがよくなって相談しやすくなり、また、相手を喜ばせたいというフィッシュ！の原理が浸透してきたことが、このようなことを実現させる原動力になったのだと思います。

私たち医療の現場にある者は、当院であれば「病気を診ずして病人を診よ」という建学の精神を基盤に、患者を尊重した良質の医療（看護）を提供することを自分たちの使命と考えて日夜努力しています。医療はチームで行っているからこそ、相互のコミュニケーションやチームワークが重要であり、フィッシュ！は間違いなく、それを助けてくれるものなのです。

●再び本院。フィッシュ！は次の段階へ

２０１０年４月、私は再度本院へ看護部長として異動となりました。

本院でのフィッシュ！はさらに浸透していました。例えば、外来の医師が待合室で待ち時間の長い患者が少しでも癒されればと願い、自ら季節の飾りつけをされているのを見てビックリしました（写真５）。また、入職1年目の看護師たちは、「1年間で研修もたくさんあって、いろいろ教えてもらえるので安心です。最初にもらったウェルカムメッセージや歓迎会のときのメッセージカードがとてもうれしく、励みになります。フィッシュ！だと思いました」と明るい笑顔で話してくれました（写真６）。

フィッシュ！が内部顧客、外部顧客、すべての顧客を大切にし、大学、病院、チームのビジョン達成に向かって協力し合う組織文化の醸成を助けてくれました。今、慈恵では、さらに一歩進んで、多くの専門職種で構成される医療チームが、職種の壁、部門の壁を越えて協力し、医療の安全と質向上のための新たなプログラムに挑戦しています。

●新たなプログラムへの挑戦

医療事故の多くは、チームワークの欠如、コミュニケーションエラーによって起こっていま

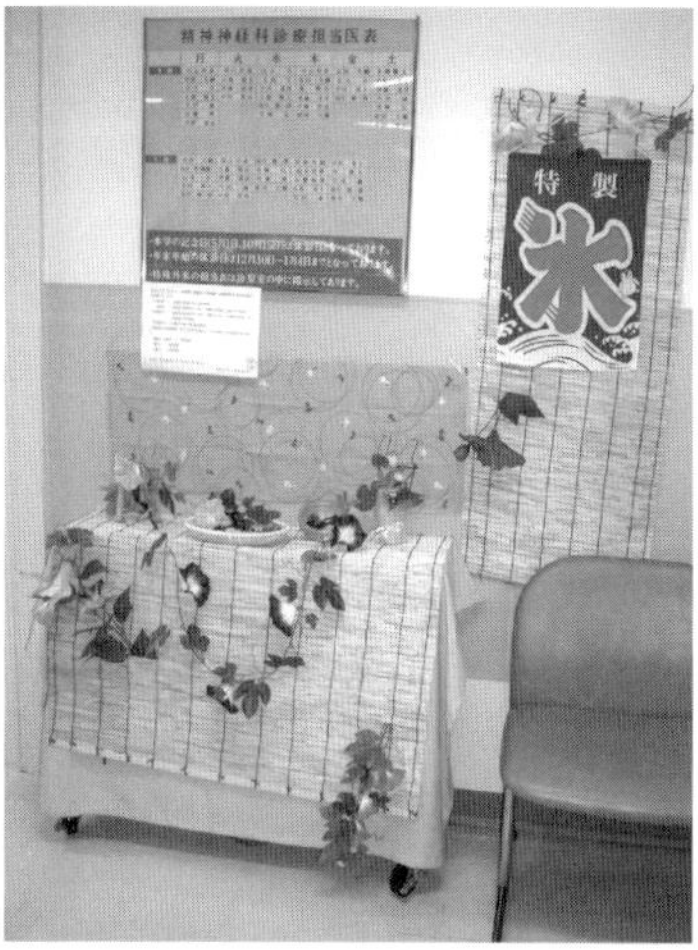

写真5

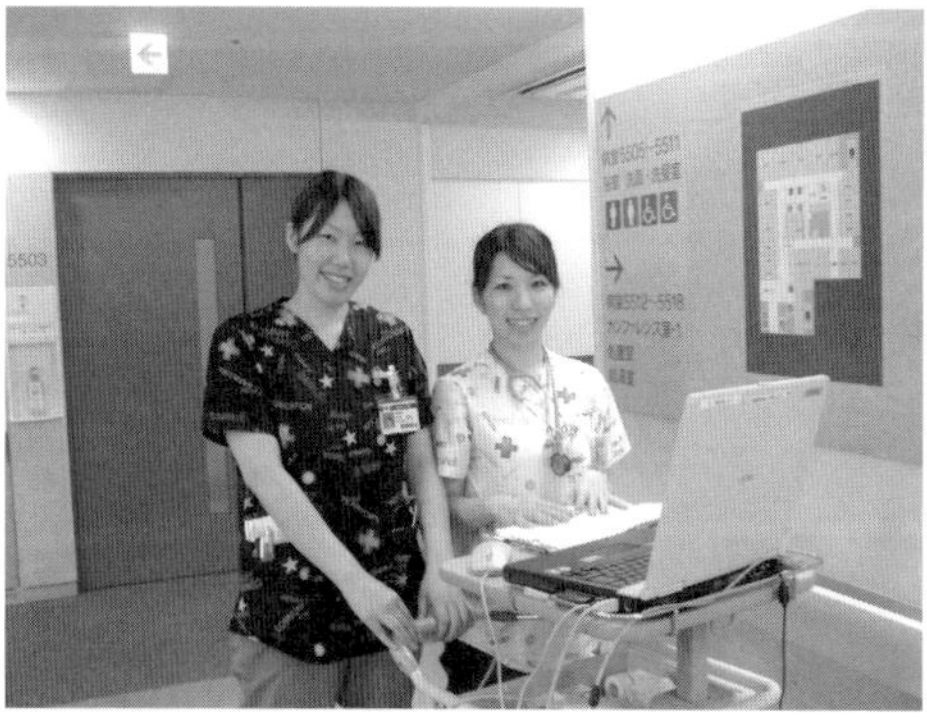

写真6

す。したがって、患者の安全を守り、医療の質を担保するためには、「あうんの呼吸」や「空気を読む」ではなく、有効なコミュニケーションツールを用いてチームとしてのパフォーマンスを上げていく必要があります。

チームＳＴＥＰＰＳ（以下、チームステップス）は、Team Strategies and Tools Enhance Performance and Patient Safety の略で、米国で開発された医療の質・患者安全向上のためのチームワーク・システムです。直訳すると「チームとしてのよりよいパフォーマンスと患者安全を高めるための戦略とツール」となります。

チームステップスは、さまざまな職種で構成される患者ケアチームが成果を出すために重要な４つのコンピテンシー（成果を出す能力）を掲げています。リーダーシップ、状況モニター、相互支援、コミュニケーションの４つですが、これらは個々に独立したものではなく、相互に関連しあっています。

４つのコンピテンシーを身につけて実践すれば、知識、態度、パフォーマンス（成果）の３つの側面からアウトカムが得られます（図1）。

「知識」では、患者ケアにかかわる状況に関して共通理解が得られます（メンタルモデルの共有）。「態度」では、相互の信頼とチーム志向が生まれます。そして「パフォーマンス」では、適応性・正確性・生産性・有効性・安全性が向上するとされています。

当院においては、２０１０年、米国でチームステップスの研修を受けた医療安全管理部の医師1名と看護師2名がインストラクター資格を取得し、院内で定期的な研修を行っています。私も、２０１１年に研修を受けました。

チームステップスでは、４つのコンピテンシーごとに有効なツールと戦略があります。私自身も研修を受けて、すぐにでも使えると思ったのは「相互支援」の枠組みの中にある「2回チャレンジルール」です。

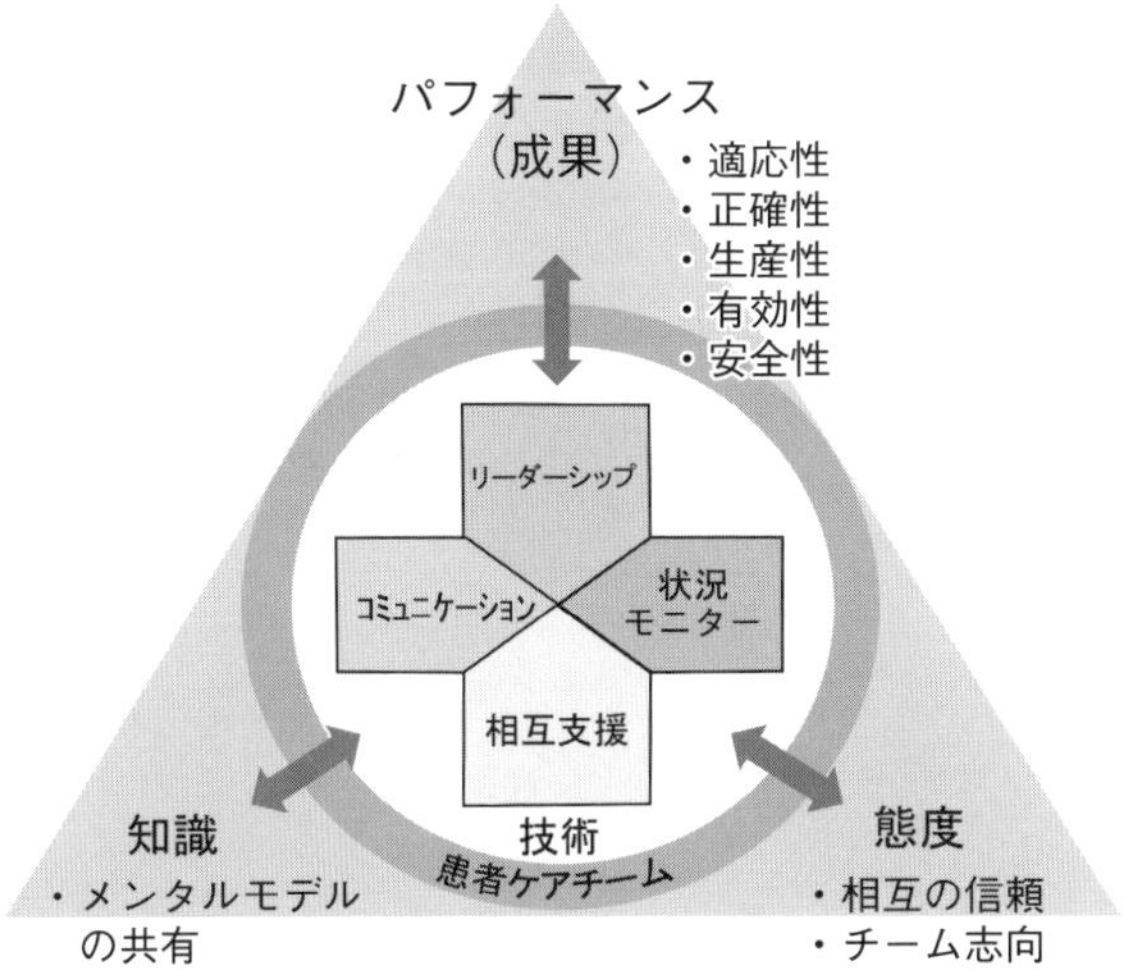

図1　チームステップスの枠組み[1]

何か気になる患者の変化や、医師の指示が納得いかない場合などに、一度主張して拒否されても再度チャレンジして「最低2回以上」訴え続けるというものです。例えば、医師の注射薬の指示量に疑問がある場合、看護師が「先生、その量は、患者の状態から考えて多すぎると思います。心配です」と伝えたのに対し、医師は「大丈夫だよ、いいから指示通りにして」と取り合ってくれない場合などに、「この方は体重が38kgしかありません。腎機能も低下しているので、この量では体に負担が大きいと思います。量の変更をお願いします」と再度訴えてみるという方法です。

1）種田憲一郎：チームとしてのパフォーマンスと患者安全を高めるためのツールと戦略，医療安全，7（2），p.40，2010．より一部改変

これでもダメだった場合は「ＣＵＳ：Concern Uncomfortable Safe Issue」という手法を使います。「気になります」→「不安です」→「安全の問題です！」というように段階に応じて主張の度合いを強めていく手法です。

しかし、ＣＵＳを使わずとも、言われた医師は真摯に受け止めて、再度指示内容の妥当性を考えてみる、そのようなチームでありたいと願っています。

「コミュニケーション」の枠組みの中に「ＳＢＡＲ（エスバー）」というツールがあります。当院の看護部では、２００６年よりチームステップス導入に先駆けてＳＢＡＲを導入していました。ＳＢＡＲはSituation（状況）、Background（背景）、Assessment（評価）、Recommendation and Request（提案・依頼）の頭文字をとったものです。患者の変化を察知し、医師へ報告する場合、ＳＢＡＲを意識して行うことで、迅速かつ適切な診断・治療に結びつきます。以下、Ｓ、Ｂ、Ａ、Ｒの話法例を示します。

Ｓ「〇〇さんの意識レベルが低下しています。血圧は上が１３０、下が90で大きくは変わりません」

Ｂ「脳梗塞で右半身麻痺のある患者で、入院後〇日です。現在、抗凝固療法を行っています。昨日までは、会話ができていましたが、今朝は呼びかけにかろうじて目を開けるだけです」

Ａ「再梗塞か出血も考えられると思うのですが…」

Ｒ「すぐに診察をお願いします」

というような流れになります。

ＳＢＡＲはあくまでもツールです。このツールが患者の安全のために有効なコミュニケーションツールとなるためには、たとえ自信がなくても、アセスメントや提案を言ってもよい、聞いてもらえる、という関係性が必要です。

われわれは、フィッシュ！で築いたチームコミュニケーションとチームワークが、それを可能にしてくれると信じています。

今後ますます病院の機能分化が進み、当院のような急性期病院では、さらに重症化し、状態変化をきたしやすい患者が増えることが予想されます。フィッシュ！の精神を底流に持ちながら、自らの専門性を高め、協働意識を向上させて、適切な判断と技術、チームワークで患者の安全を守り、よりよい成果につなげられるよう、スタッフと共に邁進していきたいと思っています。

看護師長の視点

フィッシュ！からの贈り物！

小松　雅子（東京慈恵会医科大学附属第三病院看護部師長）

今から8年前、当院看護部がフィッシュ！と出会い、研修の教材に選んだ1冊の本。それは『フィッシュ！　鮮度１００％ぴちぴちオフィスのつくり方』（早川書房）でした。

フィッシュ！って、いったい何のことだろう？　リーダーシップ研修の教材と言えば、看護管理や問題解決に関連した難しいものばかりで、研修会に出る前に重い気持ちになることが多く、当時はその本を手にし、不思議な気持ちでいっぱいでした。

本には、フィッシュ！の4つの原理を使い「ごみ溜めのようなオフィス」をスタッフと共に「生き生きオフィス」に蘇らせる新任マネジャーの奮闘が描かれていました。当時、新しい病棟に異動したばかりの私と物語の主人公がリンクし「自分も何かを変えたい」と強く実感しました。その頃の病棟は「ごみ溜め」とは言わないまでも、なんだかギスギスしていて、常に緊張感が漂い、病棟スタッフの口癖は「忙しい。時間がない」でした。

そんなとき、この本は「楽しい職場にしたい。職場を変えられるかもしれない」と思わせるきっかけになりました。しかし、険しい表情で慌しく走り回っているスタッフを目の当たりにすると、「変えたい」とは言っても自分はそのために何をしたらよいのか、また自分1人で何ができるというのか、そんな現実的な不安が押し寄せました。「やはり、日常の業務を堅実に行うことが一番だ。なぜなら、ここは病院なのだから。医療の現場は常に緊張感があって当たり前なのだ。遊んでいる暇はない」。

そんなふうに、固定概念にとらわれ諦めかけていたときでした。米国でフィッシュ！を体験してきた副看護部長から、体験談を聞くことができたのです。プロビデンス病院でのフィッシュ！の取り組みや、仕事と人生を楽しむ米国の看護師たちの姿を聞き、とても感銘を受けました。そして「あなたたちも自由にやってみたらいいのよ。思ったとおりに自分の好きなようにやってみなさい」という言葉をもらい、背中を押してくれたのでした。

●初めはやりたい人だけやればいい

目に見えない哲学を共有していくためには、まずは目に見える形にしていくことが大切です。そこで、初めにポスターづくりをしました。「本日のメニュー」と書き、中央にはニコニコ顔としかめっ面のマーク、そして、「さあどっちを選ぶ？」と書きました。そして、そのポスターをナースステーションの一番目立つ場所に張り出しました（写真1）。すると、「これは何ですか？」と興味を持つ人、まったく無関心の人と、反応はさまざまでした。

関心を持つスタッフや医師には、その都度「忙しさや仕事は選べないけれど、それをどんな態度で行うかは選べます。しかめっ面で仕事をするより、笑顔で忙しさを乗り切るほうが素晴らしい1日になりますよね」とポスターの意味を話しました。1日の大半を職場で過ごすのだから、誰もが「明るく楽しい職場で働きたい」と思うでしょう。そんな魅力ある職場にするためには何が必要かと考えたとき、次の5つのイメージが浮かびました。

①思いやりを持って仲間と接する
②ユーモアを心に持つ
③癒される環境
④喜びをみんなで分かちあう
⑤前向きな心構えでいる

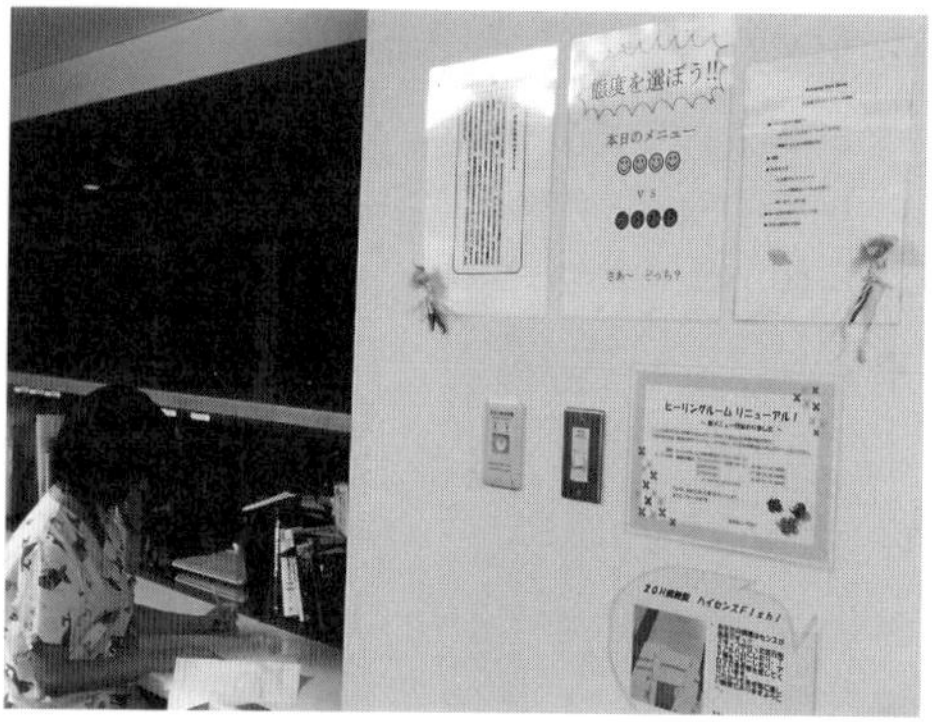

写真１

この5つのイメージを基に、ポスターに賛同してくれたスタッフたちと、フィッシュ！の4つの原理を、どんなふうに実践するかプランニングしていきました。アロマをたく、音楽をロビーで流す、掲示板を変え写真を貼るなど、次々とスタッフからアイデアが出て、話し合いの場は盛り上がりました。スタッフが心からワクワクしている姿が伝わってきました。

しかし中には、「病院なのに音楽はうるさいと思う患者さんもいるかもしれない」「顔写真は貼りたくない」「病院なのに飾り？　誰がやるの？」「緊張感がない」という意見も出ました。病院とは常に緊迫していなくてはならないのでしょうか？　しかし、ここでフィッシュ！に賛同できないからといって無理に引きずりこむようなことはしないと決めました。

人から強制されてすることは、フィッシュ！の本質ではありません。前向きに仕事を楽しみたいと心から思う仲間たちから始めていきました。やがて、私たちの病棟の取り組みが院内で注目されるようになっていきました。すると、ますますやる気が高まり、「自分たちの病棟は、自分たちでもっとよくできる」という確信に変わったのです。

心にゆとりができると、コミュニケーションも円滑になり人間関係が豊かになります。それまで希薄だった医師とのコミュニケーションも積極的になり、業務も円滑に行えるようになりました。そして、もっと感謝を伝えあいたいと、サンクスボードを作成し「ありがとう」を見える形にしました（写真２）。

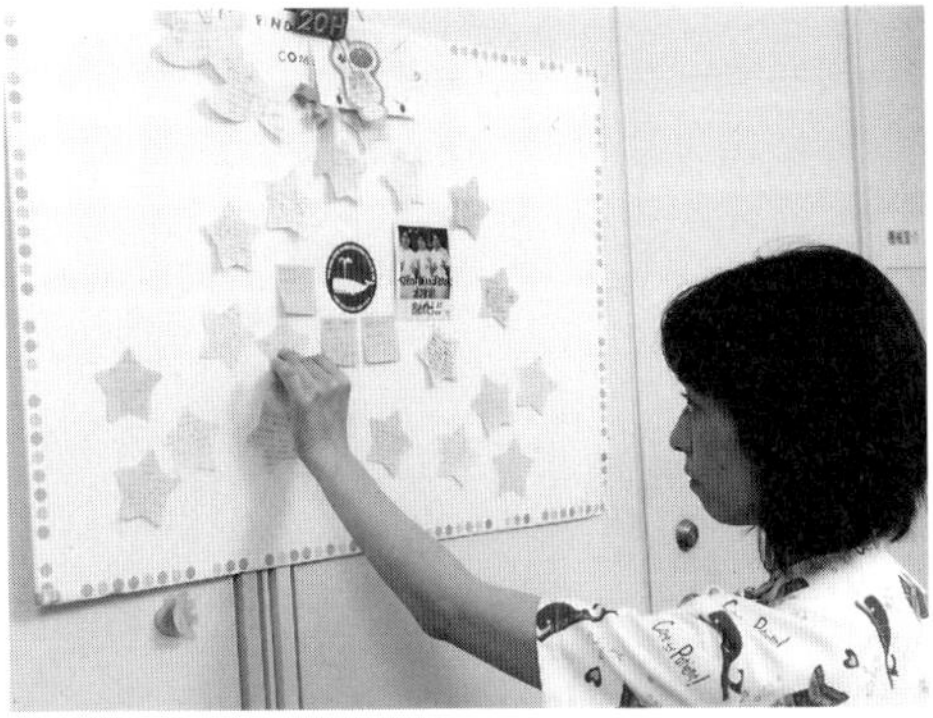
写真２

イライラした自分を前面に出して、周りの人々を巻き込みながら仕事をするのか、気持ちを入れ替えて笑顔で仕事をするのかは自由です。しかしどちらを選べば、自分にも周囲の人にも、よりよい1日になるかは明らかです。楽しく仕事をするスタッフが増えてくると、どんどんフィッシュ！に感染し、初めに否定的な感情を抱えていたスタッフたちも、知らず知らずのうちに仲間になっていたのです。

職場が楽しい雰囲気に包まれると、スタッフが必要以上に忙しがらなくなりました。業務量が変わったわけではないので、おそらくこれまで通りに病棟は忙しいのでしょう。しかし、気持ちに余裕が生まれ、みんなで協力しあうことができるようになり、より患者のケアに集中できるようになりました。お互いに思いやりながら、認めあいながら、仕事ができるようになるということが、フィッシュ！最大の贈り物だったと思います。

●8年後のフィッシュ！

「ギスギスした職場をなんとかしたい、私たちにとっても、患者さんにとってもよい病棟にしたい」という思いだけでした。そして、自分を自由にしてくれた組織や、後押ししてくれた上司がいたからこそ、めざすビジョンに向かって進むことができました。当院がフィッシュ！を導入してから8年、変わらず受け継がれていることもあれば、消え去ってしまったこともあります。

フィッシュ！が、どんなものなのかを知らないところから、無我夢中でスタッフと取り組んできた日々。当時のスタッフもまた、それぞれの場所で、今もフィッシュ！に取り組んでいます。私もその1人です。2010年に人事異動で転勤をし、今は新しい病院で新しい仲間と仕事をしています。そこで、新しい職場での体験を基に「変化を持続させていくために大切なこと」について考えてみたいと思います。

●新しい職場での疑問

職場が変わるということは、「これからどんな出会いがあるのだろう?」とワクワクする一方で、「うまくやっていけるだろうか?」と不安な面もあります。しかし、転勤初日に私の目に飛び込んできたのは、「ようこそ○○病棟へ」と病棟の窓一面に貼られたメッセージとスタッフの笑顔でした。不安な気持ちは一瞬で和らぎ、胸につかえていたものが、すっとなくなりました。「ここでもフィッシュ!が浸透しているのだな」とうれしく思いながら、新しい職場を見て回りました。

すると、スタッフはナースコールの対応のため、病棟中を駆け回っていて、「みんなとても忙しそうだな」という印象でした。まずは、自分自身が職場に慣れることが先でしたが、スタッフ1人ひとりの目標面接を始めなくてはいけません。「みんなを知るよいチャンスだ」と思い、さっそく面接に取りかかりました。すると、笑顔で迎え入れてくれたスタッフから、思わぬ言葉が次々に飛び出したのです。

スタッフの多くが「看護師の仕事は好きですけど、ここは忙しすぎて、これ以上続けられるのか不安になります」「みんな自分のことで精一杯です。協力したくても個人プレーになってしまい、それが嫌で疲れます」「事故が起こらないようにすることだけで頭がいっぱいです。仕事を楽しめません」と、胸に抱えた思いを打ち明けてくれました。ほとんどのスタッフは、この状況をどうにかしたいと思っていましたが、中には、「ここでは忙しすぎて、やりたい看護ができません。今年いっぱいが限界です」と職場を去ろうとするスタッフもいました。

皆の切実な思いを知り、私自身、一気に不安が押し寄せました。「こんなときこそフィッシュ！が必要なのだけれど、どうしたらいいのだろう?」。あらためて「仕事を楽しむって、本当はどういうことなのだろう?」と疑問を感じたのです。

初めてフィッシュ！と出会ったときとは何かが違っていました。それが何かはわかりませんでしたが、とにかく行動しなければという思いに駆り立てられました。

●「仕事を楽しむ」って本当はどういうこと?

まずはこれまで取り組んできたことから始めるしかありません。誕生日カードを送ったり、アロマをたいたり、ロビーに音楽も流してみました。

しかし、カードを受け取ったスタッフは困惑していました。カードをもらって不愉快な人はいないけれど、だからといってうれしいとは限りません。カードそのものではなく、メッセージに意味があるからです。今思えば、そのときの私にはメンバーそれぞれのよいところを、カードの中のメッセージに表現しきれなかったのだと思います。

ロビーの音楽は、鳴り止まないナースコールにかき消され、やがて流されなくなりました。バースデー有給制度を宣言しても「むしろ違う日に取りたい」と言われる始末でした。1人ひとりに注意を向けて、声をかけているつもりでも、むなしく響くだけでした。皆の心は、なかなか開いてくれませんでした。

原点にもどって、4つの原理をよく考えてみる必要がありました。8年前に自分が経験したことは、ゼロからの出発でした。そこに模範となる例はありませんでした。目に見えない哲学を見えるようにしようと、形から入ったのです。

ポスター、音楽、アロマなどそれ自体は、フィッシュ！ではありません。4つの原理をどのように実践するか、「こんなことをしてみよう」と自分たちの意思で決めたこと、そして自由に行う権限が与えられたことが大きかったのです。そのプロセスが、「自分たちの職場は自分たちで変えられる」という自信につながり、仕事を楽しもうという意識改革に発展していったのだと思います。

しかし、それはそのときの仲間内で行われたことですから、新しいスタッフとの間では、いくら形だけ行っても、そうした意味を持たないことだったのでしょう。「こんなことではいけない。自分たちのやり方を見つけなければ」と考えていたとき、きっかけが生まれました。

ある日、脳梗塞でうまくしゃべれず、半身麻痺もある患者さんがうなっていたのです。必死に何かを訴えているのですが、転勤してきたばかりの私には、その患者さんが何を伝えようとしているかわかりませんでした。受け持ち看護師は慣れた様子で、「痛いのですね。すぐに痛み止めを持ってきますよ」とその場を離れました。

しかし、私には違うように感じたのです。その方の息子さんがいらしたとたんにうなりだしたからです。そして、視線は明らかに息子さんに向かっているのです。私はこの患者さんは息子さんに何か伝えたいのではないかと思い、ベッドから起こし、「家へ帰りたいのですか？」と尋ねました。すると、ピタッとうなり声が止まったのです。痛み止めを持ってきた看護師も驚きました。「もう痛み止めは使わなくてもいいですね」と、その場にいた皆が笑顔でした。そして私は、カンファレンスをしました。その患者さんはあまりにも長くベッドに寝かせすぎていたことや、騒ぐと「痛いのだ」と思い込み薬を使っていたということを確認した後、毎日、車椅子に乗せることを日課としたのです。するとその患者さんはみるみる回復していき、無事に退院することができました。

この出来事があり、私とスタッフとの距離がグッと近くなったような気がしました。それから程なくして、スタッフから「師長さんと、これからも、もっとたくさん看護の話がしたいです」という手紙をもらったのです。

●壁の魚にはこだわらない

そのとき、私は思いました。「さあどっちを選ぶ？」のポスターが壁の一部になってしまっていることに不安を感じていましたが、もう形から入る段階ではないのだということを。フィッシュ！の本にも「外からの働きかけでは、変化を維持することはできない。維持するためには違うところからくる力、つまり自然にわいてくる力が必要なのである」と書かれています。[1)]この病棟では壁に魚を飾ることよりも、自分たちの仕事について、看護について、きちんと語り合い向き合うことが必要なのだと思いました。もちろん、これまでも同じ信念で取り組んできましたが、この病棟に合ったやり方で進めていかなくては、うまくいかないということがよくわかりました。

私がそのことに気がついてからは、病棟ミーティングでナラティブを行うようにしました。今ではスタッフの提案で、毎朝「今日の一言」として、よかった看護の場面を共有するために1分間スピーチを行っています。スタッフが自ら感謝箱を設置し、投函されたメッセージから、「今月のサンキュー」を掲示板に貼っています。そこには、看護に関することはもちろん、医師や同僚に対する感謝の言葉がつづられています。

スタッフは、以前に比べて少しずつですが変化を感じとっているようです。「チームワークがよくなりました」「患者のことについて語ることが多くなり仕事が楽しくなりました」と、私に話しかけてきます。そして現在、私が実感していることは、自分が先頭に立って推し進め

1）スティーブン・C・ランディン他：フィッシュ！おかわり，青山陽子訳，早川書房，p.6，2003.

ていかなくても、かつて自分が上司にしてもらったように、自分が背中をポンと後押しするだけでよいのだということです。

フィッシュ！による変化を持続させるためには、次の3つが重要だと思います。

①まず4つの原理の意味をきちんと理解すること

②これまでのやり方にこだわらずにそのときの仲間を信頼し、どんな職場をめざすか、ビジョンを共有すること

③魚の形は自由自在でいい。それぞれの形で自由に表現していくこと

決して一時のブームではなく、これからもフィッシュ！の精神を大切にしながら、そして形を変えながら、ポジティブな姿勢で仕事に取り組んでいきたいと思っています。

病院長の視点

病院におけるフィッシュ！の展開

森山 寛（東京慈恵会医科大学附属病院病院長）

PART 1　2007年11月21日インタビュー

看護師がリゾートホテルのスタッフのような明るい衣服を身に着けていたりと、一見してフィッシュ！の効果が出ていますね。

森山　私は病院長になって4年になりますが、一貫して持ち続けてきたコンセプトは、「患者さんに明るく接し、きちんとした医療を提供すること」です。そのためには、提供する側の気持ちが明るくないといけないし、健全でないといけないというのが私の考えです。

原則論を言えば、私たちはプロですから、精神的、肉体的な問題が多少あろうとも、プロとしては良質な医療が提供できなければいけません。あるいは患者さんとの話し合いも明るくきちんとできないとプロとは言えません。そうは言っても、やはり私たちも人間ですから、自分の今の状態が患者さんに与える影響も大きいわけです。自分自身が心身ともに健康で、職場に活気があって、この病院で働いてよかったと感じる環境でなければ本物ではありません。心から患者さんに対して、「快適に過ごしてください」「医療安全が徹底しています」「この病院は本当にいい病院です」と言えないと思うのです。

まず、職員にとってよい職場環境を整え、それをベースに患者さんへの質の高い医療、サービスを提供するということですね。

森山　そうです。最終的な目標は患者さんの満足度向上です。それは医療の質であり、安全であり、サービスであるわけです。ただ、これを初めから目的化するよりは、フィッシュ！でいろんなことを取り入れて、職場の環境を整え、職員の満足度を上げた結果として実現するほうが、中長期的にきちんとした医療、サービスが提供できると思うのです。

もちろん今すぐ患者さんにクオリティの高い医療やサービスを提供しましょうと頑張ることもできます。しかし、職員が短期的に頑張り過ぎることで疲弊してしまうかもしれません。すると中長期的には、よい医療を提供できなくなってしまいます。

確かに中長期にわたって質の高い医療、サービスを提供するには、職員が疲弊してしまっては土台無理な

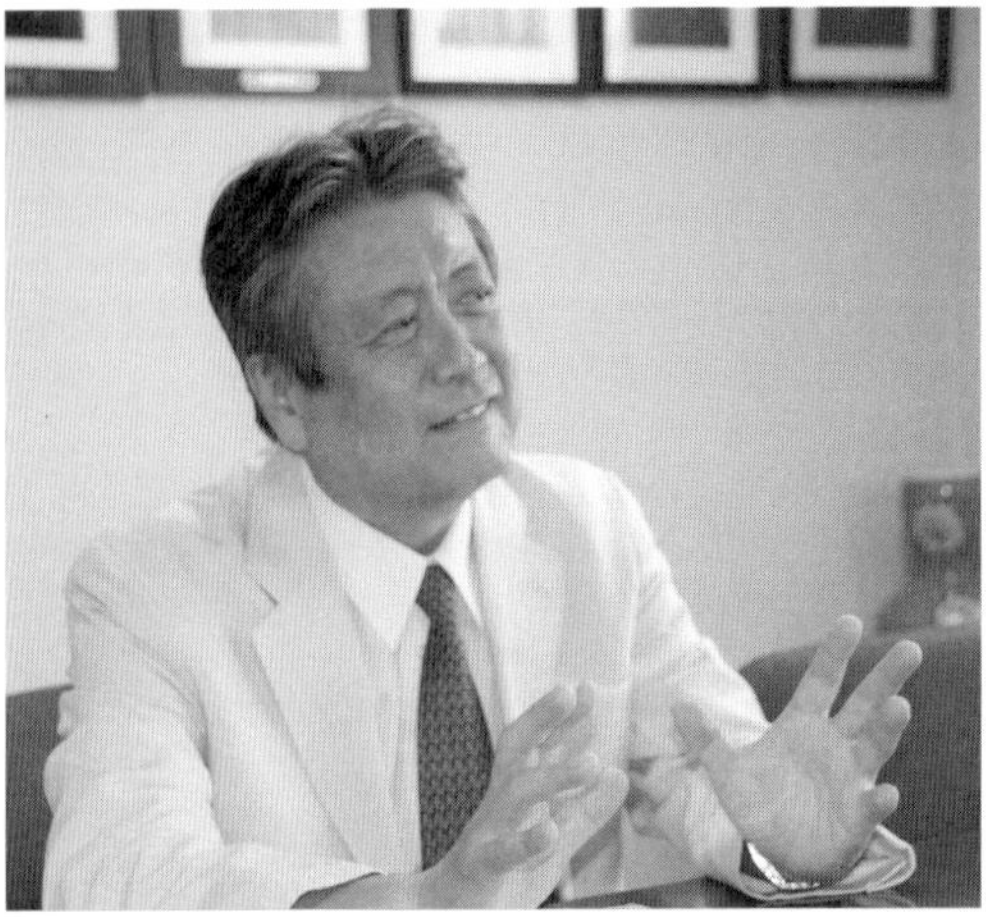

フィッシュ！について語る森山病院長

話ですね。

森山　いい病院というのは、職員に信頼される病院です。例えば友人から相談されたとき、「あの先生は素晴らしいから、ぜひ診てもらってください」とか「うちには最新機器があるから来てください」と言えるかどうかです。「うちの病院よりも、別の病院のほうがいいかもしれない」と言われてしまったらダメです。

　職員は病院の内情を知っていますから、その辺りは非常にシビアです。どうしても当院のアラを見てしまいます。同じような医療レベル、サービスレベルだと他の病院のほうがよく見えてしまうのです。だから、まず職員が「この病院が本当にいいんだ」と思える環境づくりが先決なのです。そのためにはどうするか。給料を一気に上げるわけにもいかないので、まずはみんなで明るく元気にやろうということ。そのためのフィッシュ！なのです。

　フィッシュ！を採用した背景には、附属の青戸病院の事件があると聞いています。腹腔鏡を使った前立腺がんの手術で、ほとんど経験のない医師らが執刀し、患者さんが亡くなった事件でしたね。

森山　非常にショッキングな事件でした。慈恵は倫理観に人一倍うるさい大学、病院で「病気を診ずして、病人を診よ」をモットーとし、高度先端的な医療をしないまでも、患者さんのことを考えた医療をしようという歴史が１３０年近く続いてきました。決して自分の名誉心を満たすための医療をするはずのない病院でした。それだけに、事件のことは非常に重く受け止めましたし、職員全員の深い傷にもなったのです。

　当院はもともと英国医学の流れをくみ、「臨床の慈恵」と言われてきました。そこに自信と誇りがあったのです。倫理感のない人が慈恵の中にいたというのがショックでしたし、それをチェックできない環境になってしまったというのもショックでした。看護師についても「慈恵の看護師は優しい」という定評がありました。だから余計に元気がなくなってしまった。それをどうにかしなければいけない。まず職場を元気にし、私たちが明るくならないと患者さんに本当にいい医療は提供できないということになったのです。

**　それでスタッフが明るく生き生きと働くためにフィッシュ！を導入していくわけですが、院長もフィッシュ！をご存知だったのですか？**

森山　小路看護部長（当時）から提案があって初めて知りました。「フィッシュ！って何？」と聞くと、いろいろと教えてくれました。一番印象的だったのは「みんなが元気になります」ということで、「みんなが元気になるんなら何でもやりましょうよ」と答えました。当時はフィッシュ！とは別に、私のほうでもいろいろな試みをしてみました。例えば外来棟の壁を塗り替え、蛍光灯をすべて取り替え、さらに植え木を入れて、病院全体を明るい雰囲気に変えるといったことです。

　元気になるために、各セクションがボトムアップで考えてやるのが、一番いいことだと思います。病院は看護師が一番多いし、看護師が患者さんと一番接するわけです。本院には医師がレジデントと研修医を含めて650人ほどいますが、看護師は1000人以上います。だから看護師が気持ちが沈んだまま廊下を歩いていると、病院全体の活気が失われますからね。

実際にフィッシュ！の活動が始まると、病院はどう変わっていきましたか？

森山　看護師の動きが違ってきましたね。キビキビ気持ちのいい歩き方に変わりました。また、患者さんが喜ぶ環境づくりを看護師が自分たちも楽しみながら進めていくのですから、明るい雰囲気が満ち始めました。例えば、患者さん用の図書館をつくったり、アロマで癒されるヒーリングルームをつくったり、患者さんとスタッフが一緒にお菓子づくりを楽しむお菓子教室もあり、患者さんと職員とで話をする機会がぐっと増えたと思います。

お聞きしているだけで、病院内の雰囲気が明るくなっていく様子がわかります。ユニホームも明るく若々しい感じですね。

森山　フィッシュ！を始めてしばらくしたときに、看護部から「新しいユニホームをつくっていいですか？」という話が来ました。少しゆったりしたユニホームに替わり、動きが俊敏に見えるようになりました。これが好評でした。動きもキビキビしていて、ユニホームもいいということになってくると、それが伝わり、患者さんの数も増えてきました。自分たちが実践しているフィッシュ！が目に見える形で効果につながる。すると、さらにやる気になるといういい歯車が回り始めました。

看護師にはとても真面目な人が多いのです。患者さんから信頼されないと、すぐガクッと落ち込んでしまいますし、逆に褒められるとすごく嬉しくなってさらに頑張ります。やはり、患者さんからいい評価を受けるのが、看護師にとって一番のインセンティブなのだと思います。

取材もずいぶん増えたと聞きます。

森山　そうですね。いろんなメディアの取材を受け、また講演依頼も増えてきました。こうやって外部からも評価され始めますと、ますますこの活動を広めていこうというモチベーションが高まってきます。そのうちに、他の病院の看護師さんから「慈恵で働きたい」「慈恵で就職したい」という声も出てきたのです。

どの病院でも看護師の確保が大きな課題になっていますから、それは大変な強みですね。

森山　ありがたいことに、慈恵はまだ看護師の数で比較的余裕があると思います。他院の看護師さんから「あなたの職場環境はいいですね」と言われると、それまで慈恵を辞めようと思っていたけれど、辞めないでおこうかと思い留まる看護師も出てきます（笑）。そこに新しい看護師も入ってきますから、いい循環になっているのです。

フィッシュ！がとてもうまくいっているのがよくわかりましたが、院長が、これは止めておきなさいとおっしゃったことはあるのですか？

森山　ありません。お菓子教室もいい。ユニホームもいい。強いて言えば、壁に魚のマークを貼るのはいいけれど、きれいなものを貼ってくださいとお願いしたくらいです。

斬新なユニホームはいかがでしたか？

森山　ユニホーム導入のときは確かに賛否両論ありました。「マッサージの人みたいだ」という声もあったのですが、実際には柄もフレッシュな感じだし、看護師が着てみるとみんな若々しく見えるのです。若く見えて、その上パンツスタイルだから動作もキビキビします。すごく活動的に見えるので、よかったと思います。

ユニホームを一新するような場合には、予算の問題もあると思いますが、その辺りが院長が関与する部分ですか？

森山　予算があるものは私のところに上がってきます。と言っても、たいしてお金はかかっていないと思います。２００万、３００万円かかっても、それほどの額ではありません。何千万円の機器を購入するわけではありませんからね。例えば、ＩＣＵの患者さんはずっと寝たままですから、精神的に参ってしまうということで、壁紙をきれいにしてＢＧＭを流せるようにし、看護師のユニホームも少しピンク系の明るいものにしました。それでも１００万円くらいしかかかっていないと思いますよ。看護部長や副看護部長が、フィッシュ！の講演をするときはいくらでもサポートしています。

看護部がアメリカのプロビデンス病院にフィッシュ！の実践例を見に行った費用も慈恵医大の予算で出しました。病院全体をいかに活性化するか、あるいはそのために職員、看護師が研修に行くような場合は、大学側に頼んで出費してもらっています。

●もともとあったフィッシュ！の精神

フィッシュ！を始めてから3年以上がたちました。その間で院長が、「これがフィッシュ！か！」と思われた瞬間はありましたか？

森山　それは未だにないかな（笑）。なぜなら、人と人との接触の中でケアし、医療を提供している私たちにとっては、フィッシュ！と言わなくても、それは普通のことなのです。ただ、それを理論体系化したところが、アメリカ人はうまいなと感じています。

体系化されてみると、改めて自分たちが日常やってきたことのよさがわかることもありますね。

森山　ああそうだ、考えてみたら、一番初めに慈恵が看護婦養成所をつくったときの理念は、まさにそれだったじゃないかという思いです。日本人は皆フィッシュ！的マインドは持っています。だから私はフィッシュ！が新しいことというよりは、ごく自然なことだと思っているのです。看護部長がフィッシュ！の講演に赴き、その概念を話しても「そのとおりだよね」で終わってしまいがちですから、「むしろフィッシュ！を採用してどのくらい効果が上がったかを話したほうがいいんじゃないか？」といったアドバイスはしています。

フィッシュ！の精神は日本人がもともと持っている要素だけども、その打ち出し方、例えば大いに褒めるという点は非常にアメリカ的なものを感じます。

森山　アメリカ人がミスに対して厳しくないわけではないですが、基本的にはいいところを伸ばそうとします。褒めると結構人間は化けます。思わぬところでいいものが出てくる。だから、うまくいったら大いに褒めてあげるんです。すると自信がつく。一度自信がつくとコマのように自分で回り始めます。少しはヨイショも必要だし、時にはおだてることも大事です。

やはり指導者、教育者の一番の役割は、１人ひとりのいいところが伸びるような環境をつくり上げることだと思うのです。今の状況は若い看護師がたくさん褒められているから、いい循環ができてきているんだと思います。これが逆に、患者さんに怒られ、上司に怒られでは、どんどん悪い循環に入り、ついには辞めてしまうことにつながってしまいます。

すると、褒められる機会をどんどんつくるフィッシュ！のような運動はとてもいいのですね。

森山　いいと思いますよ。それは看護師だけでなく、患者さんにとってもすごくいい。質の高い医療とかサービスを提供するときに、滅私奉公によるのではなく、自分もエンジョイしながら、明るい前向きな気持ちでできれば、やはり継続性があります。

●フィッシュ！を長続きさせるコツ

フィッシュ！は環境づくりにはとてもいいことはわかりました。ただ、新しい試みを採用しても、途中で尻すぼみになっていく例は多いものです。貴院でフィッシュ！が継続できた秘訣は何でしょうか？

森山　一番大きいのは１３０年近くになる当院の看護の歴史です。多くの患者さんが「慈恵の看護師さんはとても親切だ」と言ってくれます。私から見ても当院の看護師は一級だと思います。形としては、フィッシュ！はプロビデンス病院から輸入してきたものですが、そのバックボーンはもともと慈恵看護専門学校の中にあったと思うのです。

フィッシュ!を広げていくには、やはり看護師以外の医師や職員の理解も必要だと思います。お互いのコミュニケーションが大事ですね。

森山　当院はもともとコミュニケーションがいいほうだと思います。看護師養成所を設けたときから、医師と看護師がきちんと車の両輪のように動いてきました。そういう意味では、医師が上で看護師が下ということはなくて、お互いにイーブンの関係です。例えば、本院では早い段階から看護部長に副院長として就いてもらっています。看護師が医師のことで困っているという話があれば、「それは困ったね」と引き受け、双方に集まってもらって解決策を探っていきます。もちろん事実を確認するために医師側の話も聞きますが、一言の下に「それは看護師が悪い」などと判断することは決してありません。そして、話を聞くだけでなく、理があればきちんと行動します。

最近はいろんなところで大人が「キレる」問題が深刻化していて、当院でもこの問題と無縁ではありません。以前、患者さんから、かなりひどい暴力をふるわれた看護師がいまして、そのとき私たちはあまりに理不尽な出来事でしたから「職員を守ります」という明確なメッセージを出したのですそういう1つひとつのことが病院内で働く者同士の絆を強くしていくのでしょうね。

森山　患者さん、医師、看護師の誰かが優位に立つのではなく、皆が対等な立場で病気を治しましょうということです。

フィッシュ！が長続きする背景には、もともと貴院が受け継いできた精神的なバックボーンがあり、また医師と看護師とのコミュニケーションのよさがあるのですね。お話を伺っていると、それに加えて、フィッシュ！を受け止める院長の鷹揚さも必要な気がします。

森山　私のキャラクターもあるかもしれませんね。任せるべきことは任せています。看護部は自制心と自浄作用を持っていますから、信用しているんです。

では、他の病院がフィッシュ！を導入するときは、どんなことに気をつけながら取り入れたらいいでしょうか。同じ院長の立場にある方に向けてアドバイスをお願いします。

森山　まずは看護師を信用することだと思います。医師は難関の医学部を出てかなりの勉強をしてきているから、医師側からすると、どうしても「あなたは医学がそんなにわからないでしょう」という態度をとりがちです。確かに医師は医学の知識は相当あるけれども、1日のうち1人の医師が1人の患者さんと接するのは5分、10分にすぎません。残り大半の時間は看護師が接しているのですから、患者さんやそのご家族の心理には看護師のほうが精通しているわけです。そう考えると、医療を提供する上で医師と看護師は対等です。

私の感覚では経験年数が同じなら、例えば5年目のドクターと5年目の看護師の力量は同じです。私個人のことで言えば、医師になりたてのころ、看護部長の小路さんと同じ病棟で仕事ができたのがよかったと思います。私より経験が多く、ずいぶんいろんなことを知っているなあと感心した覚えがあります。

まずは看護師を尊重することがフィッシュ！を持続させるために一番重要だと思います。お互いを尊重すれば、対等なコミュニケーションが生まれ、職場を明るく生き生きさせようという共通の目標に向かって頑張ることができます。

それから、さほどお金をかけなくても患者さんに喜んでもらえる方法があるということを知っていただきたいですね。むろん医療そのものは高いレベルが求められますが、それ以外のことでも患者さんにとって気持ちのいい環境づくりができます。廊下に飾りつけをしたり、ＢＧＭを流すのはささやかなことですが、入院している患者さんにとってはそのちょっとした変化が嬉しいわけです。外来で時々来られる患者さんにしても、来る度に何かしら変化がありますから、それが楽しみになりますし、それを見て「病院も一生懸命考いろいろえているのだな」という気持ちもわいてくるのではと思っています。

それが患者さんと病院との信頼関係もよくしていくのですね。これからフィッシュ！を導入しようという病院にとって、とてもいいアドバイスがいただけたと思います。ありがとうございました。

PART 2　2011年7月27日インタビュー

●フィッシュ！で病院のブランド力が向上

フィッシュ！を導入してから早8年になります。日本の医療界では先んじて採用したこともあり、「フィッシュ！と言えば慈恵医大病院」と連想されるほどです。やり方や実施内容について導入時と大きく変わった点はありますか？

森山　大きなところでは変わっていませんが、フィッシュ！がより慈恵の風土に馴染んできたと言えるかもしれません。当初は、みんなに意識してもらうために、あえて視覚に訴える面がありました。例えば、スタッフの研修会場を飾りつけて雰囲気を出すなどの工夫をしていたわけです。今は別段、装飾をしなくても研修がとても楽しいものになっています。それから病棟に貼り出しているスタッフの顔写真も、以前はわざと模造紙を魚型に切り取ってそこに貼付していたのですが、現在は魚型にこだわってはいません。

つまり、活動そのものがシンプル化してきたと言えます。デコレーションするのがフィッシュ！の本質ではないと、みんながわかってきたのです。もちろん何事も最初のころはわかりやすさが大切です。だから模造紙を魚型に切り取って飾る工夫などは、活動の始動期にはフィッシュ！の象徴的役割を果たしたと思います。

最初は賛否両論あった明るいユニホームもすっかり定着した感があります。

森山　初めのころは看護師長や主任クラスしか着用していなかったのですが、今は新人看護師も普通に着ています。完全に慈恵医大病院のユニホームになりました。

他の医療機関が視察に訪れたり、貴院の看護部長がフィッシュ！の講演会に出向くことも多くなったようですね。全国に慈恵医大病院のブランドが浸透しているのでは？

森山　私立の医大病院の中でも、慈恵は１３０年の歴史があり、戦前から皇室とも縁の深い病院ですから、もともと強いブランド力を持っています。しかし全国で医大の数が倍増し、あるいは基幹病院が増える中で「慈恵」の名が埋没しかねないという危機感はありました。なにしろ医学生が６２６名、看護学生が１６６名（２０１１年現在）しかいない単科大学です。東京近郊でこそ慈恵の名が通っていても、東北や関西、九州へ行くとよく知らない人も多くなります。ですからフィッシュ！の視察や講演が増えれば、自然と慈恵の名も全国に広がっていき、その効果は大きいのです。

もともとフィッシュ！はアメリカ発ですが、日本の医療機関に普及するときは「慈恵方式」ということで広がっていきます。私はこれをミツバチが花粉を集めるのと同じだと言っています（笑）。ミツバチが花粉を集めた後、実がなるように、慈恵方式があちこちで採用されていくわけです。

確かにフィッシュ！が窓口になって、より慈恵医大病院の中身が多くの人に知られるようになってきました。

森山　一例を挙げれば、患者さんが困ったとき気軽に尋ねられる「スマイルカウンター」を設けたり、外来棟の美化に力を入れています。この外来棟は1962年に建てられたものです。建物は古くてもいいですが、清潔感がないといけません。そこでパネルを敷いたり、プランターを置いてクリーンな環境になるよう改善しているのです。

それから悪質なクレームや理不尽な院内暴力に対応する「渉外室」を置いて、患者さんの満足と職員の満足を上げる努力も行っています。渉外室は警察OBが4名在籍し、24時間体制で対応しています。フィッシュ！のような職員の自発的活動で職場を生き生きさせられる部分もありますが、やはり安全、安心な環境で働けることも重要です。そうしたこともフィッシュ！の見学の際に他院の方々に見てもらえます。

そうやってフィッシュ！以外の活動を知ってもらうのもブランド力を高める方法ですね。

森山　そうです。ただし、待ちの姿勢だけでは十分とは言えません。こちらから積極的に広報する必要もあるのです。慈恵には長い歴史がありますから、こちらから広報しなくてもみんな知っているだろうと考えがちです。しかし実際はそうでもありません。知人から「(都営地下鉄)三田線に乗っているんだが、慈恵はどこにあるんだ?」とか、「日比谷通りを(車で)走っているんだけど、慈恵ってどこ?」と聞かれることがあります。病院の場所すら知らない人も結構いるのです(笑)。

こうした状況もあって、私たちも広報をやらなければいけないなと痛感し、広報室をつくって対策を練ってきました。これまでにやったことでは、三田線に慈恵を案内する車内アナウンスを入れてもらったり、中央棟の最上階（22階）の上に「慈恵医大病院」の文字をＬＥＤで灯す看板を設置しました。病院は社会インフラですから宣伝というよりは、どこに何があるのかが、誰にでもわかるように目印を付ける必要があると思ってのことです。

積極的な広報もブランド力向上には欠かせないわけですね。

森山　そうです。しかし広報だけではダメです。やはり大事なのは職員の口コミです。職員が知人に「慈恵はこんなことをやっている」「慈恵っていいですよ」と言ってくれるのが一番力になります。中でも慈恵医大附属４病院で約２４００人いる看護師の力は大きいわけです。看護師が自分の友人に「慈恵のユニホームはいいよ」とか、「お互いに挨拶をかけ合って気持ちのいい職場環境だよ」と口にしてくれるのが、慈恵のブランド力を高めてくれる最良の方法です。

フィッシュ！で生き生きする職場をつくったり、院内暴力対策やさまざまな広報活動を通じ、慈恵のよさが伝わっていると思いますが、それは目に見える結果をもたらしていますか？

森山　目で見える世間の評価としては、入院の予約数とか入院数、手術数などがあります。入院の予約待ちが多ければ、それは慈恵で治療を受けたいと願う患者さんが多いことを意味します。私が病院長になった２００３年当時は、予約待ちが約１２００人でした。それが今は２０００人を超えています。手術数も年間９０００件台だったのが、だんだんと増えてきました。

現在は1万5000件を超え、日本でトップクラスの数字だと思います。

世間から評価されると、職員のやりがいにもつながります。自分の職場が成長している、改善していることが見えるので、そこで働いていることにプライドが持て、満足度が上がっていきます。あとは収入が増えていけばいいのでしょうが、まあ増えないまでもダウンさせないとかリストラはしない、あるいはいろんな部署の人員増で職場環境を改善する努力は重ねています。実際に薬剤師や放射線技師、臨床工学技士、理学療法士などを増やしています。

フィッシュ！が職場環境を活性化するとともに、その活動が患者さんや他の医療機関から評価され、病院の人気も高まってくる。そのことに職員がプライドを持ち、自分の職場がますます好きになる。そうなると患者さんにさらなる笑顔とサービスで応対できる。そんな、とてもいい循環が生まれているように思います。

森山　みんながわかる形で病院が元気になっています。でも、慈恵だけがよければいいとは考えていません。すべての病院のクオリティが上がることが大切です。クオリティが上がれば、患者さんの病院への信頼が高まります。今かかっている病院に信用が置けないからと、不必要に他の病院に出かけることも少なくなるでしょう。そうなれば、どこの病院の職員にとっても仕事がやりやすくなりますよね。

医療は人と人の付き合いなのですから、最初に信用されるか不信感を持たれるかで、その後の関係が大きく変わってきます。不信感を抱かれると「今かかっているＡ病院は信用できないから、B病院で診てもらいたい」となるのです。最初の段階で看護師が明るく接するだけでも、その病院に対する印象がまったく違ってきます。まさに、フィッシュ！は患者さんとの信頼関係を構築する第一歩として優れた手法だと思っています。

病院の質を上げるにはスタッフ個々の技量を上げる必要もありますね。フィッシュ！もそうですが、慈恵医大病院はスタッフの教育にも力を入れているように思います。

森山　日本で一番早く「看護師養成所」をつくったプライドもあるのでしょうが（笑）、教育に理解があり、熱心に取り組む雰囲気があります。最近はシミュレーションラボに１０００万円以上する人型モデルを入れて、看護師が患者さんの症状をよく観察し、状況判断を的確にできる教育も始まっています。年々、医療の高度化・専門化が進んでいますから、看護師も能力をアップさせなければいけません。また、それが専門看護師や認定看護師の資格取得にもつながっていきます。

教育や研修で職員の能力を上げていくには、そこに費用をかけられるだけの経営的な余裕も必要ですね。

森山　そのとおりです。経営にゆとりがあればこそ、教育にも力を入れられるのです。患者さんに人気があればそれだけ経営が安定します。加えて経営を効率化していけば余裕が大きくなります。

先に言いましたが、慈恵だけがよければいいわけではないので、私たちが発案して、６つの医科大学病院で経営指標を公開し、一丸となって経営の改善に努力しているところです。6つの医科大学病院というのは東京医科大学病院、昭和大学病院、東邦大学医療センター大森病院、北里大学病院、東京女子医科大学病院、そして当院です。

経営指標は初診数に始まり、入院日数、入院待ち患者数などさまざまな指標を提示しています。もともと私立の29医科大学の病院同士で経営の指標を公開してきたのですが、この6つの医科大学病院の間ではそこでは公表されない指標まで公開しています。そうやって、お互いにいいところはどんどん取り込んでいきましょうというわけです。

●看護部はフィッシュ！とSBARの両輪で

先ほど病院の質を上げるため、職員1人ひとりの能力をアップするお話がありました。何か新しい試みを始められたのですか？

森山　略称でSBARというツールを導入しました。看護師が患者さんの変化の兆候や症状(Situation)をとらえ、その背景(Background)を探りながら、緊急性・重症度は高いのかどうかを判断し(Assessment)、医師に提案する(Recommendation)。頭文字でS・B・A・Rの一連のプロセスを通じて技量を高める仕組みです。SBARもフィッシュ！同様、アメリカのワシントンDCのプロビデンス病院で紹介いただき、導入したツールです。始めて約3年がたちます。

フィッシュ！で病院内は元気が出ました。患者さんと職員とのコミュニケーション、あるいはスタッフ同士のコミュニケーションもスムーズになったと思います。それでも課題は残っています。その1つが看護師と医師の間のコミュニケーションです。どうしても看護師と医師の間には医療に関する知識・技術のギャップが存在します。そのため看護師が提案しても、医師は「よくわからないのだろう」と、やや上から目線で見がちです。そんなギャップを埋める手立ては何かないかと考えていたところ、看護部から「こんなツールがありますよ」と提案があったのがＳＢＡＲでした。

フィッシュ！のときと同じで、看護部からの提案というところに頼もしさを感じます。

森山　患者さんと長く接するのは看護師ですから、日ごろいろんな思いがあるのでしょう。患者さんの変化を察知し、適切な対処ができれば、もっと救える命があるのではないかとか。

医療も昨今は高度化、専門化してきていますからすべての病気に精通するのは難しい。しかし看護師が、「この分野なら医師と対等に話し合える」というレベルになれば、医師も看護師の話にもっと耳を傾けるようになるし、看護師の提案にずいぶん助けられる場面が出てくると思うのです。例えば、緊急事態ですぐに患者さんのところへ急行しなくてはいけないのか、それとも20分後に出向いても大丈夫なのか、看護師からの提案で医師が判断できるようになります。

看護師が提案するときは、ＳＢＡＲのシートに沿って兆候をとらえ、判断をしていきます。

各科が、必要な症状に応じてシートを作成しています。耳鼻科なら呼吸困難や胸痛のときのSBARシートがあります。今のところ20例ほどありますが、これからも増やしていきたいと思っています。このシートは看護師から医師への提案する際のメリットだけでなく、作成の過程で看護師と医師が患者さんを観察するときのポイントや判断するときの基準を話し合い、確認し合って、より密で質の高いコミュニケーションを実現するという利点もあるのです。

SBARの導入を決めたとき、特に期待したのはどんなところでしたか？

森山　SBARでとりわけ能力アップを図りたかったのがSの、変化をとらえる部分です。慈恵では以前から緊急コールの一例一例について、看護師や医師が一緒になって振り返ってきました。予測性はどうだったか、準備性はどうだったか、即応性はどうだったかと追究するのです。その結果、Sに当たる予測性が弱かったので、SBARはその部分の強化に有効だと思いました。実際に導入してみたら予測性が高まり、救命率が上がってきています。

個人個人の能力が上がるとチーム力もアップしていくのがよくわかります。そしてチーム力のアップに欠かせないのが、看護師と医師とのコミュニケーションですね。

森山　その点ではフィッシュ！は、とてもよい土台となっています。組織が活性化され、チームワークがよくなった。その上でチーム医療が生きてきます。

看護部では今、2チャレンジルールを採用しています。これは看護師が何か患者さんに心配事があれば医師に2回問いかけてみようというものです。通常、看護師が患者さんの変化に気づいて医師に報告すると、医師からは「もう少し様子を見てみて」と言われることが多く、看護師もそう言われると一度、そこで引いてしまうものです。しかし、看護師には依然として心配が消えません。そこで、2回チャレンジというルールを設けて、「本当は何が心配なのか」をもう一度話しかけています。これが、看護部で結構好評です。

最後に、これからフィッシュ!を取り入れたいと考えている医療機関にアドバイスをお願いします。

森山　デメリットは1つもないので、ぜひ導入することをお勧めします。日本の医療機関はどんなときでも堅苦しく、真面目にやらなければいけないと思い込んでいます。もちろん、きちんとした医療を提供することは大事です。しかし、緊張感でガチガチになっている状態では、できるものもできなくなってしまいます。本人が持っている能力を100%引き出してやれる環境づくりが重要なのです。

状況が許せば音楽をかけたり、冗談を言いながらリラックスした雰囲気の中で仕事をしたほうがいい結果が得られることも多いでしょう。そうした環境を実現するためにフィッシュ!はとても優れたプログラムだと思いますよ。

（インタビュアー　大下明文）

2章

フィッシュ！を
組織文化に育てるために

看護管理学からの視点

なぜ、今、フィッシュ！なのか？

手島恵（千葉大学大学院看護学研究科教授）

シアトルの魚市場、パイクプレイスにある1軒の魚屋の成功を分析して明らかにされた経営管理の原則が、米国の陸軍・自動車産業・外食産業のみならず、今、医療における人材管理の方策として取り入れられるようになってきました。

米国のサービス産業における人材管理の背景を検討することにより、なぜ、今、フィッシュ！が人材管理の方策として、日本の病院でも広がりを見せているのかについて考えてみたいと思います。

●価値観の多様化と世代間の相違

米国では１９９０年代の後半から、価値観の多様化とジェネレーション・ギャップが職場に及ぼす影響について報告されています。[1] 第二次世界大戦後、不況を経験した世代は、米国でも組織への忠誠心や年功序列による組織の秩序に価値を置いてきました。

次の世代はベビーブーマー（１９４６〜１９６４年生まれ）と呼ばれ、今の現役世代の中で

1）Zemke R, Raines C & Filipczak B: Generations at work Managing the Clash of Veterans, Boomers, Xers, and Nexters in Your.Workplace, p.249-352, American Management Association, 2000.

2）Sherman RO: Leading a Multigenerational Nursing Workforce: Issues, Challenges and Strategies, 11（2）, The Online Journal of Issues in Nursing, 2006.（http://www.nursingworld.org/MainMenuCategories/ANAMarketplace/ANAPeriodicals/OJIN/TableofContents/Volume112006/Number2May31/tpc30_216074.aspx）［2012.2.20 確認］

は最多数を占め、リーダーシップを発揮している人々です。この世代は、仕事に対する強い倫理観（work ethic）を持ち、仕事が自己の価値の一部を成しています。

一方、それ以後の世代は、価値観の多様化が進み、仕事がすべてとは限りません。組織への忠誠より自己実現を優先する人生観を持ち、生活にITが取り入れられ、携帯電話による上下関係を意識しない簡単・便利なコミュニケーションが普及していった世代です。

このような世代間における価値観の違いは、看護界での仕事のあり方にも影響を及ぼしています。お互いを批判するのではなく各世代の長所に焦点を当て、世代の価値観のギャップを統合するような看護管理者のリーダーシップが必要とされています。[2]

ベビーブーマー世代の定年による大量退職を控え、新世代の人を雇用するには、どのような職場環境が求められ、何が彼らを惹きつけ、どのような報酬が期待されるのかを考える必要があると言われています。[3]

Wieckらの報告では、新世代の看護職がリーダーに求める特性は、誠実、他の人のやる気を引き出す能力、ポジティブな態度、良好なコミュニケーション技術、親しみやすい態度、そして支援でした。[4] 新世代の人材を惹きつけ、定着させる原則の中には、親しみやすい職場環境と楽しむことが挙げられています。[5] これらには「ポジティブ（前向き・肯定的）」「親しみやすい」「楽しむ」が共通した特性として見られます。

日本でも世代交代の時期を迎えていますが、新しく育つ世代に対して「人間力が足りない」「人

3）Raines C : Managing Millennials. Generations at Work Web Site, 2002.（http://www.generationsatwork.com/articles/millenials.htm）［2012.2.20 確認］
4）Wieck KL, Prydun M, & Walsh T: What the emerging workforce wants in its leaders. Journal of Nursing Scholarship, 34（3）, p.283-288, 2002.
5）前掲書 3）

としてのマナーが欠如している」というように、「人間としてどう生きるか」「どのように振る舞い、どのような気持ちで日々を過ごせばいいのか」という規範意識の崩壊が社会的な問題になりつつあります。

「上司というのは、こんなことまで部下に教えなくてはならないのですか？ これは親のしつけの問題だと思うのですけど…」というような、人としての振る舞い方、社会人としてのマナーを問われる状況も少なくありません。[6] その原因は、成育歴、食歴、生活環境など多岐に及ぶため、原因を明らかにするために時間を費やすだけでなく、学校教育の中でも対応策を講じることが急務とされています。[7]

価値観が多様化する今日において、多様性を認める寛容さは重要ですが、多様性に振り回されるだけではなく、品性徳目教育（character education）の必要性が述べられています。米国では「21世紀までに世界一の教育国をつくる」という教育改革の一環として、品性徳目教育とポジティブな態度を身に着ける教育に取り組んできました。[8] 品性徳目とは、例えば「勤勉」「友情」「元気」などの徳目を掲げるもので、日本では昔の小学校などの教室に見られた風景です。

大切なのは、やみくもに規則を押しつけるのではなく、態度は自分で選ぶという「自律性」が尊重されることです。このように自分の態度の核となる考えを持つことは、自分に与えられた命を生き、日々の充実感、満足感を得る上で重要なことだと言われています。[9]

6）田北百樹子：シュガー社員が会社を溶かす，p.7-8，ブックマン社，2007.

7）水野正司：「規範意識」を育てる教師の指導力　連帯することを出発点に、優しく、楽しく、頑固にあり続けること，現代教育科学，608（5），p.61-64，2007.

8）青木多寿子：第11章　ポジティブな態度を身につける教育［島井哲志編：ポジティブ心理学　21世紀の心理学の可能性］，p.175，ナカニシヤ出版，2006.

9）前掲書8），p.189.

●仕事は楽しく！　創造的な視点

私がシアトルのパイクプレイス魚市場を訪ねてみたとき、確かに、1軒の魚屋だけ際立って活気があり、人垣ができていました。

店員たちが楽しそうに魚を投げ飛ばしながら売る模様を、ビデオを抱えた人たちが世界中から集まり、興味深そうに見ていました。築地市場の活気を知っている私としては、このことで取り立てて興奮するには至りませんでしたが、フィッシュ！について好奇心をかき立てられる点が2つありました。

1つ目は、このフィッシュ！の経営管理の原則を明らかにしたパイクプレイス魚市場の魚屋オーナーであるジョン・ヨコヤマの話です。

彼の父親は、日本からシアトルに移住し、一家は第二次世界大戦中に厳しい抑留生活を経験しています。ジョン・ヨコヤマにとって、日本人の父親と一緒に仕事をしながら成長したことが、彼の勤労意欲や仕事観に多大な影響を及ぼしたと述べています。彼が仕事をするときには一生懸命、迅速に行い、うまくいったときには褒美があったそうです[10]。そう考えますと、フィッシュ！は米国で発展した経営管理の方策ではありますが、まんざら日本の文化と関係なくはないようです。

2つ目は、このパイクプレイス魚市場のすぐ側に、世界に1万7000店舗以上（2011年7月現在）を展開するカフェとして隆盛を極めているスターバックスの第1号店が、197

10）J. ヨコヤマ・J. ミケーリ：魚が飛んで成功がやってきた，青山陽子訳，p.98–107，祥伝社，2004.

1年に誕生したことです。

これは単なる偶然なのでしょうか？ スターバックスが、なぜこのような成長を遂げることができたのか？ 経営コンサルタントのジョセフ・ミケリは18カ月にわたる調査の結果、①独自の経験をつくる、②すべてが大切、③うれしい驚きをつくり出す、④反対意見を受け入れる、⑤足跡を残す、という5つのスターバックスの成功法則を明らかにしています[11]。

これらをフィッシュ！の4つの原理と対比して見ると、いくつかの共通点を見いだすことができます（表1）。例えば、スターバックスの成功法則の「すべてが大切」は、細心の注意を払う、細部をおろそかにしないことであり、フィッシュ！の「注意を向ける」は、集中して一生懸命取り組むことで、いずれも、仕事をする上で重要な価値観であり、姿勢です。

一見、当たり前のことのようですが、これは肝に銘じておかないと、特に忙しい職場で1つのことに集中して取り組んだり、細心の注意を払ったりすることは難しいものです。患者と向き合うとき、あるいは管理者がスタッフと話をするときに、とても大切な姿勢です。

「うれしい驚きをつくり出す」は、フィッシュ！の「人を喜ばせる」や「遊ぶ（楽しむ）」という原理との共通点が見いだせます。私が子どもの頃、「一日一善」というテレビCMが夕食時に流れていたことを思い出します。

よい仕事について、シュマッハーはその目的・機能は人間に教え込まねばならないと繰り返し述べています。生来、人間の内部にある自己中心主義から自らを解放し、自分の仲間のため、

11）J. ミケーリ：スターバックス5つの成功法則と「グリーンエプロンブック」の精神，月沢李歌子訳，ブックマン社，2007.

他者のためになることがよい仕事の目的の1つとして挙げられています。[12)]

現代の社会では、個人主義の価値観が優勢であり、望ましい仕事に対する考え方も自己中心に偏りすぎる傾向にあるからこそ、この「人を喜ばせる」「うれしい驚きをつくり出す」という原則は大きな意味を持つのでしょう。

フィッシュ！ 4つの原理	スターバックスが大切にする 5つの成功法則
1. 遊ぶ 2. 人を喜ばせる	3. うれしい驚きをつくり出す
3. 注意を向ける	2. すべてが大切
4. 態度を選ぶ	1. 独自の経験をつくる 4. 反対意見を受け入れる
	5. 足跡を残す

表1　フィッシュ！とスターバックスの成功法則比較

それでは、フィッシュ！は、どのような職場に有効なのでしょうか？

救命救急センターの張り詰めた雰囲気の中で、新人が「話しかけづらい」「周囲と打ち解けることができない」という状況に対し、新人看護職員へのサポートを目的として導入した経緯と成果が報告されています。[13)]

急性期の慌ただしい病院で、はたしてフィッシュ！が導入できるのかという疑問もあるでしょう。どこに適し、どこに適さないのかという議論より、重要なことは導入の際、「なぜ、今の組織にフィッシュ！が必要なのか」という現状の分析から来る必然性と、導入経過へのスタッフの参画です。

あるとき、フィッシュ！を導入している病院の看護師が「こんなに忙しいのに、突然、看護部がフィッシュ！の導入を決め、

12）杉村芳美：「良い仕事」の思想　新しい仕事倫理のために，p.140-171，中央公論社，1999.
13）村上真未子・土屋絵利子・石川秀一・緋田雅美：フィッシュ！哲学を取り入れた新入看護職員へのサポート，看護展望，32（11），p.56-61，2007.

紙でできた魚を切り抜くよう言われ、何の悪い冗談かと思いました」という感想を聞いたことがあります。管理者あるいはリーダーは、フィッシュ！導入の必然性について組織を構成するメンバーに理解できるよう、適切に伝えて取り組むことと、取り組みのプロセスにスタッフが参画できるようにすることが大切です。

フィッシュ！関連本3作目の『フィッシュ！おかわり』は、病院が舞台です。ストーリーを紹介すると、フィッシュ！を導入して活気あふれる職場風土に変化させても、せっかくの変化が月日と共に色あせ、元のギスギスした暗い雰囲気の職場に戻りつつありました。そのことに気づいた看護師が、行列のできる寿司屋を訪れ、その店からヒントを得て問題解決をしようとするのです[14)]。

ベンチマーキングは、他社のベストプラクティス（優良事例）を分析し、自社に取り入れる経営手法の1つです。大切なのは、競合する企業や類似する業界に限定するのではなく、むしろ異業種や海外企業にヒントを求めると有効であると言われています[15)]。

フィッシュ！、つまりシアトルで盛況な魚屋（ベストプラクティス）の管理手法を病院での人材管理に活用する、行列のできる寿司屋からヒントを得る、あるいはスターバックスから学ぶことは、まさにベンチマーキングです。

若い世代の人たちを惹きつけ、活気ある組織の管理の秘訣は何なのか？ 実は私たちの周りにも、たくさん優良事例があるのではないでしょうか。

14）SC. ランディン・J. クリステンセン＆H. ポール：フィッシュ！おかわり　青山陽子訳，p.182，早川書房，2003.

15）Globis Management School, MBA 用語集，ベストプラクティス，（http://gms.globis.co.jp/dic/00224.php?banner_id=keywordadw）［2012.2.20 確認］

●時代に合った人材育成・管理のあり方の探求

米国の人材育成・管理の背景を述べながら、フィッシュ！について概説しました。

日本でも、まさに団塊の世代から次の世代への移行期を迎えました。祖父母、父母、兄弟姉妹と多くの家族に囲まれて、人間としてのあり方、生き方を毎日、いろいろな人から聞きながら育ってきた世代から、核家族化が進み、日中は両親が仕事に出かけており、生きていく上での大切な価値観を家庭の中で語って聞かされて育った経験の少ない世代に移行していきます。

このような時代にあっては、仕事をする上で大切なことは何か、家でも学校でも教えてくれなかった大切な価値観、それを職場に出て初めて学ぶ時代なのかもしれません。

そうであるならば、どのような育成・管理の方策があるのでしょうか？　前述の品性徳目教育のように、わかりやすい形で、前向きに肯定的に表現することが大切です。すなわち、この組織（部署）で仕事をする上での重要な価値観、何が大切なことなのかを明らかにし、周知・浸透させていくことです。

そして、既成の概念にとらわれることなく、広くベンチマークしながらその組織に適した人材育成・管理の方法を、創造的に探究していくことが重要だと考えます。

院内暴力防止の視点

フィッシュ！による健全な職場風土づくりで先手を打つ

小路美喜子

医療の現場で、「暴力」というのはおよそふさわしくない言葉ですが、近年、悲しいかな広義の暴力と言えるような事象が増えてきていることは、否定できません。暴力は、看護師が生き生きと仕事を楽しむことを阻む要素です。そして最も悲しむべきことは、そのことに対応しようとしない看護管理者の姿勢です。

インターネットで見かける看護師のブログには、暴力におびえる彼女たちの心の叫びが吐露されており、読んでいて胸が痛くなります。看護管理者が「自分の職場にはそのようなことはない」と真実を見ようとしない間に、職場は荒廃してしまいます。また、そのことに気づかないでいるということは何と悲しむべきことでしょうか。

まずは、看護管理者が院内暴力に関する基礎知識をしっかり持つことから、院内暴力の予防は始まります。そして、フィッシュ！の4つの原理を活用することで、院内暴力が発生しにくい職場環境を実現することができます。

●院内暴力の発生要因

1．患者側の発生要因

医療費負担の増加、サービス受給に対する権利意識の高揚、医療ミスへの疑念、家族支援の低下、などから医療に対する不満・不安要因が増強していると考えられます。その上に、患者自身の価値観の多様化や医療への過大期待もあります。中には看護師のプロとしての役割・使命感を、自分に都合よく「白衣の天使による無償の愛」だと誤った認識をされているケースもあります。このような背景の中で、医療者とのちょっとした行き違いなどで患者はいわゆる「キレる」状態を起こしやすくなっています。

2．看護師側の発生要因

近年の若者の特徴でもあるストレス耐性・対人関係構築力・影響力行使・アサーティブ等のコンピテンシー（成果を出す能力）の低下に加え、配慮の足りなさ、言葉足らずが患者を刺激しやすくなっています。そして患者の暴力＝自分の未熟・能力不足と思いこみ、問題にしたくないと1人で抱え込み、報告が遅れることでさらに暴力的行為をエスカレートさせることになっています。そのことを裏付けるかのように、次のようなタイプの看護師が患者に攻撃されやすいのです。

①すぐにおびえる。要求に無抵抗

②暴力に不慣れ（教育されてない）

③自分が攻撃的、威圧的である
④患者や患者家族の尊厳を傷つけやすい
⑤暴力のリスクを把握していない（できない状況にいる）
⑥不用意にパーソナル・スペースに侵入してしまう

つまり、報復できない弱いナース、引き金になりやすい行為や態度をとるナースが暴力を受けやすいのです。

3．看護管理者側の発生要因

患者個人の性質による暴力と、疾病（精神疾患や脳神経系疾患）に由来する病状としての暴力に区別をつけていないことや、スタッフの「看護のあり方」だけに原因を求めたり、問題を起こしたくないと思っていること、患者からの苦情で「責任者を出せ」という言葉から逃げたい自己防衛の潜在意識が挙げられます。

院内暴力発生時の状況を分析し、問題解決に向かう姿勢と能力が希薄なこと、「患者を守り、スタッフも守る」というバランス感覚の欠如、「理不尽な暴力は許さない」という毅然とした態度の欠如、看護師という仕事の「感情労働」の側面を理解していないこと、なども暴力を誘発しやすい要因となっています。

4．医療サービス環境からの発生要因

医療施設に来る人々は、買い物やレジャーで施設を訪れるのとは違い、最初から不安や心配

事を持っています。患者にとっての療養環境が適正なものになっているか否か、例えば、効率のよい受診システム、待ち時間の少なさ、施設の快適性・利便性、患者相談窓口の充実などハード的な要素と、思いがけないサービスや気の利いた職員の対応などソフト的な要素の有無が、患者の不安や心配事を助長し、不満や苦情に至らせるのか、逆に安心・信頼・納得の気持ちを得られるかの分かれ道なのです。

　患者にとって暴力に至らないですむ環境が整っているかも大きな要因となります。

●暴力の種類

　一口に暴力と言っても目に見えるもの、見えないもの、多種多様です。

①暴力（殴る・ける・叩くなど身体的攻撃や、暴言など言葉により相手に危害を与える）

②セクシャル・ハラスメント（性的な嫌がらせで相手に不利益を与える）

③パワー・ハラスメント（力のあるものが力のないものに対し、権力で相手の立場に不利な影響を与える。例／医師から看護師へ・上司から部下へ）

④モラル・ハラスメント（精神的暴力・嫌がらせやいじめを繰り返し、精神的損傷を与える）

⑤アカデミック・ハラスメント（研究や論文の横取り行為、論文への名前の不掲載、論文の名前の順序の侵害、研究の学術的成果を侵害する）

①〜⑤の中では特に職場の風土を左右し、看護師が生き生きと働くことを阻害する、④のモ

ラル・ハラスメントを理解し見逃さないことが重要になります。

そして何よりも、そのようなことが起きない健全な職場に向けて、相手にプラスの関心を向けたり、仕事にユーモアやウィットを盛り込んだり、院内暴力防止への態度を決めたり、相手を喜ばせることを考えたりして、職場全体の雰囲気や価値観を変えていくことが大切になります。

●モラル・ハラスメントへの理解を深める

モラル・ハラスメントは、「不当な行為（身振り・言葉・態度・行動で）を繰り返し、あるいは計画的に行い、相手の尊厳や心身を傷つけ、その人の存在価値を危険にさらすこと。また、そのようなことを通して職場全体の雰囲気を悪化させること。一見したところ気づかないほどの小さな攻撃でありながら、被害者の心身に破壊的な影響力をもっている。（学校・家庭・職場でのいじめやシカト等含む）[1]」とされ、同僚・先輩・患者から能力の劣る看護師へ対して、あるいは、強い部下からおとなしい上司へ対しても起こり得ます。

モラル・ハラスメントは風土化し、皆に気づかないですごされ、犠牲者は黙って去っていきます。あるいは被害者が抑うつになったり、知らないうちに自分も加害者になっていることもあり得るのです。

加害者は、「病院のため、患者のため、指導のため」と一見すると正当な論理を理路整然と

1）清水房江・坂口桃子・作田裕美：看護師が受ける患者・家族からの暴力、暴言への危機管理，看護管理，16（12），p.1014-1018，2006.

主張し相手を攻めたてます。従わない相手には、執拗な攻撃を繰り返したり無視をします。管理者は、看護師の退職理由に多い「不適応、能力不足」という表面的な言葉の裏に、モラル・ハラスメントが隠れていることを理解しておく必要があります。

このような退職が、職場の風土になってしまうと、それが当たり前の日常となります。モラル・ハラスメントの加害者を異動させても、その風土で育った次の加害者が現れて、次の犠牲者が出てしまうという悪循環に陥り、解決には時間がかかってしまいます。

この問題を解決するには、以下の４つを実行することです。

①職場の雰囲気に敏感になる
②それぞれを認め合う価値観の醸成
③気づいた人が行動を起こすこと（他の同僚・上司へ報告）
④モラル・ハラスメントへの理解（れっきとした暴力であるという認識）

●院内暴力やモラル・ハラスメントを起こさせないために

院内暴力やモラル・ハラスメントを起こさせないためには、「患者の治療を受ける権利」と「スタッフの人権・働く環境を守る」という２つの概念のバランスをとることが、非常に重要になってきます。以下、３つの側面から対策を述べます。

1．病院全体での意識改革（教育・文化の醸成）

一般社会で許されないことは、病院でも許されないという意識を持ちましょう。被害発生時は、必ず報告・対策につながる行動をとります。患者にも、「権利」と同時に「治療に参画・協力する義務」を周知します。

また、看護師の基礎教育、卒後教育に院内暴力についての知識、行動基準を盛り込みます。共に働く医師や役職者の認識を改め、一緒に防御するような意識づけも必要です。

2．防衛システムの構築

院内暴力発生時のマニュアルを整備します。地域警察との連絡網を整備しておき、院内の要所に防犯ベルや監視カメラを設置します。警備員（患者がいることを考え、女性が望ましい）の巡回も有効です。患者相談窓口や患者御意見箱の充実も図りましょう。

被害にあった職員へのケアシステムの構築も忘れてはいけません。そして、予防的な意味で何より大事なのが、院内環境・雰囲気の改善（癒し・ゆとり・楽しみ・和やかさが職員にも患者にも感じられる空間づくり）であり、ＢＧＭのかけ方や患者呼び出しマイクの適正な音量、いつも先を考えた気の利いた案内や、説明の充実などが患者のイライラを軽減し、一触即発を防いでくれます。

3．医療職が改めたい対応（人を傷つけないために、人から傷つけられないために）

患者をキレさせる医療職の態度には、見てみないふりや忙しいオーラを出し、声をかけづらくしている、話を最後まで聞かず途中でさえぎる、患者の行動を批判する（駄目です、そうではなくて～、違いますなど）、自分に不手際があっても謝らない、などが挙げられます。言葉づかいでは、タメ口（ちゃかしたり、駄洒落、余計な一言も含む）や、声のトーン（甲高い声、切り口上、尻上がりの発音）、相手をいらだたせる言葉（チョー〇〇、～じゃん、なーんちゃって、など）、営業マン言葉（なるほどなるほど、フームフム）の使用は厳禁です。

4．患者との関わり方

まず、相手の言葉や行動から何を訴えたいのか、困っているのかを正確に聞くことです。そして、いったんそのことを相手にフィードバックしましょう（～だったんですねと繰り返す、～ということですねと気持ちをくみとり、言い換える）。

1～4の気遣いをすることで、相手が自分の主張や感情を、理解してもらえたことに安心できれば、患者もいつまでも激高したりせず、暴力には至りません。この対応ができていないために、長時間のクレームや暴力に至ってしまうことが多いのです。

「火に油を注ぐ」ということわざがありますが、院内暴力については、われわれが油を注いでいるということはないでしょうか？　多くのケースでは、暴力を未然に防げるはずです。

ただし、最初から因縁をつけるつもりの患者も中にはいます。そんなときは、その患者の何らかのサインを見逃さず、見てみぬふりをしないで「いかがなさいましたか？」「何かお困りでしょうか？」と相手に関心を注いでみましょう。そして承認、共感、支援、などのプラスの表現で接し、言葉を「スプリンクラーのように」浴びせるのでなく、「湧き水のように」「染み入るように」発することを心がけてみましょう。

院内暴力の被害は甚大です。個人の心身の障害だけでなく、調整への時間の浪費、職場の人間関係のこじれ、病院イメージの低下、患者の減少など、関係するすべての人に悪影響を及ぼし、有益な医療サービスを脅かします。すべての職員が暴力防止のために行動し、自分と組織を守る覚悟が必要です。

●フィッシュ!の活用

こうして院内暴力の原因や防止策を考えてくると、フィッシュ!の4つの原理を組織全体に浸透させ活用することは、院内暴力制御に大いに役立つということが理解できます。

看護師と患者が、共にもっとハッピーになるために、暴力を起こさせない配慮と、起きたときの迅速で毅然とした態度をフィッシュ!で身につけましょう。そのためには、以下の4つを心がけることです。

①相手に心を寄り添わせる
②暴力を許さない毅然とした態度を決める
③相手を喜ばせる先手を打ったサービス
④ちょっとしたユーモアやウイットで患者もスタッフも日々を楽しむ

これらは、院内暴力防止に有効なフィッシュ！の原理です。特に仲間同士を認め合う、支援の意思を表示する、感謝や配慮の心を伝えるなどは、モラル・ハラスメントを防止することへの抑止力になると思われます。

モラル・ハラスメントを感じている部署においては、そうしている加害者にこそ、まずサプライズやうれしい体験を届けてあげましょう。そして他の人にもそうしてあげようと思えるようになれば、モラル・ハラスメントはなくなります。

時間はかかるかもしれませんが、組織文化を健全なものに育てることに、フイッシュ！は有効であり、活用できるのです。

新人教育と離職防止の視点

フィッシュ！を新人教育と中堅看護師定着へ活用する

五味美春（東京慈恵会医科大学葛飾医療センター看護部長）

フィッシュ！は組織の活性化に効果があるということで、看護領域ではよく知られるようになりました。多くの病院がフィッシュ！に関心を寄せる理由は、「フィッシュ！を取り入れると、スタッフが生き生きと仕事ができ、職場内の人間関係がよくなり、離職者が減る」と、すべてのマイナスがプラスに転じるかのごとくの期待があるからではないでしょうか。

当院でのフィッシュ！の導入の効果として、「退職率」に注目して見ると、確かにフィッシュ！を導入した２００４年を境に12％～13％を推移するようになりました。しかし、新採用者の１年以内退職率はその年によって変動があることから、単純にフィッシュ！効果だけで退職率が減っているとは言えません（図１）。

人材育成の面では、フィッシュ！導入と同時期から、臨床実践能力レベルの改訂や新人教育を含むキャリア開発支援の再構築など、人材育成に対する取り組みをしてきました。そうした取り組みの中で、人材育成におけるフィッシュ！効果を見てみると、個人の「内発的動機づけ」にフィッシュ！は有効であるように思います。

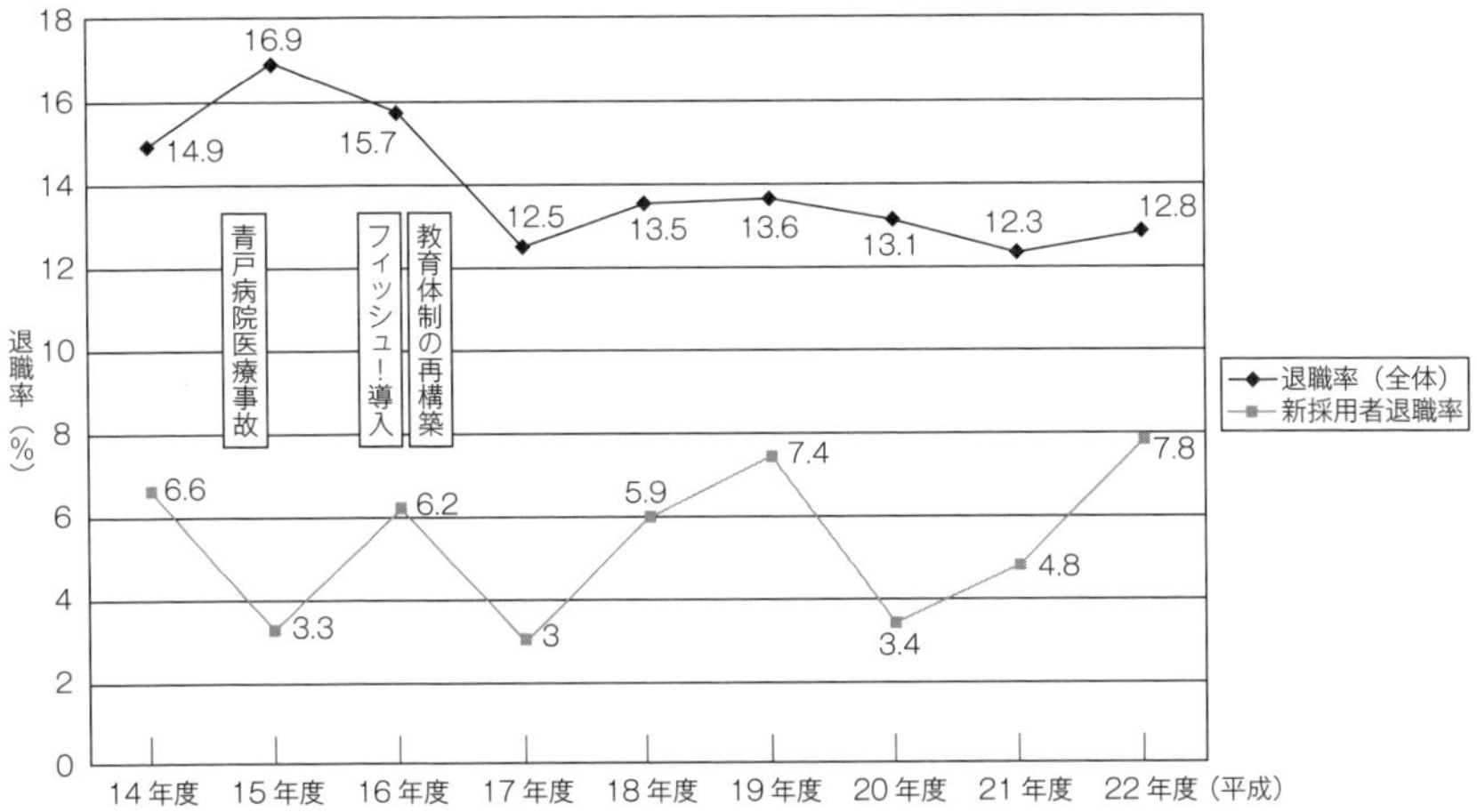

図1　年度別退職率

フィッシュ！を土壌にして看護を楽しむ風土や個人のキャリア発達を支援する環境ができれば、個々が「生き生きナース」となり、めざす看護の実現と離職防止に効果を上げることにつながるのだと感じます。つまりフィッシュ！は、あくまでも人材育成環境をつくる上での良質な土壌となるものなのです。

●新人教育でのフィッシュ！効果

当院は２００４年から、新人教育は1年間を教育研修期間として、ＯＪＴとＯＦＦ-ＪＴを組み合わせた新人教育を行っています（図２）。毎年１３０名前後の新人を受け入れ、各部署に1名から多い部署では10名ほどの新人を配置しています。

そこで新人たちを待ち受けるのは、複雑・多様化した医療現場であり、高度化する看護ケアとチーム医療の中での大勢の人たちと育む人間関係で

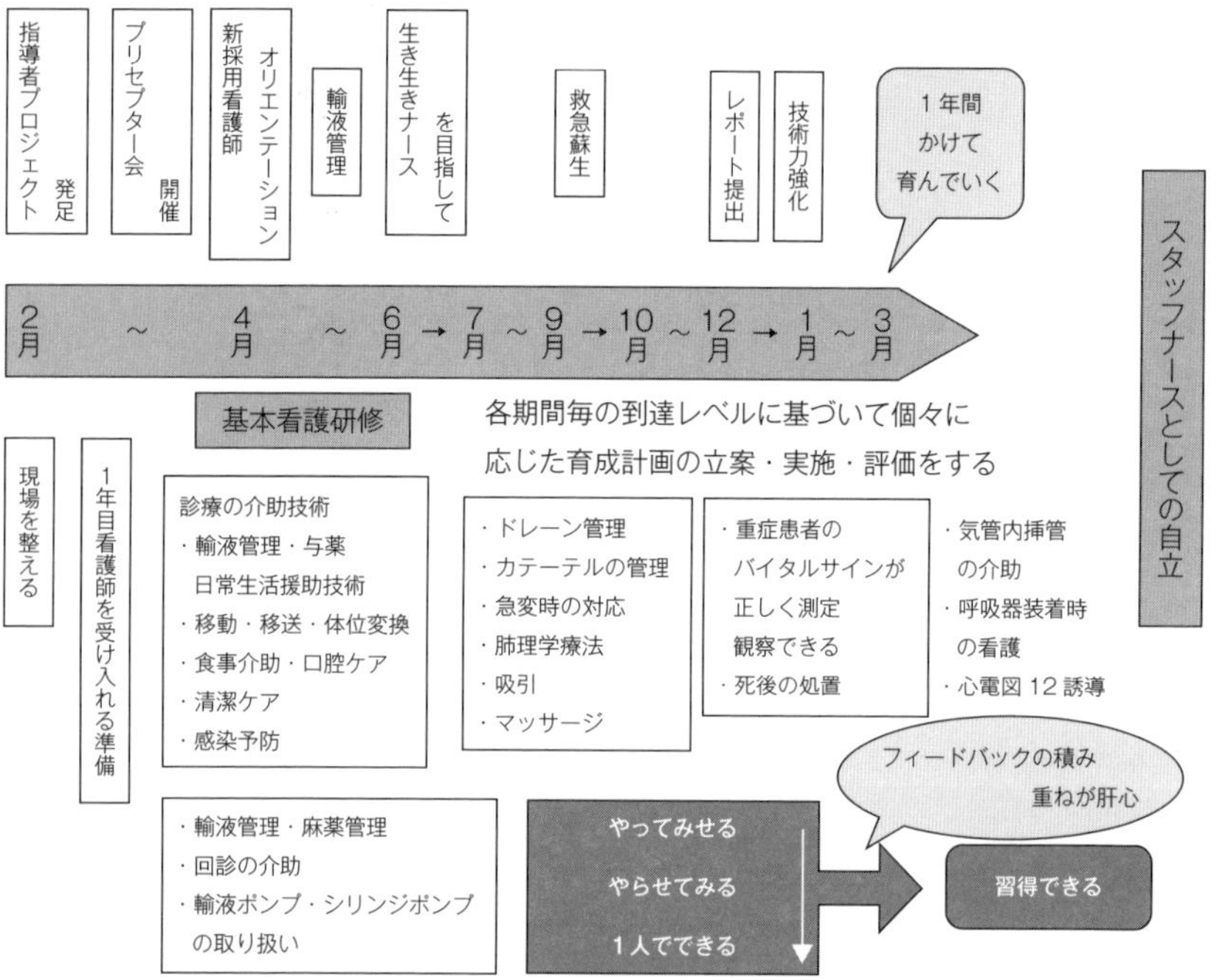

図2　OJTとOFF-JTを組み合わせた新人教育

す。基礎教育が終了したとはいえ、すぐに使える知識・技術は「無」に等しく、新人にとっては臨床に足を踏み入れた瞬間から、緊張とストレスの毎日が始まります。

この緊張とストレスに対して、フィッシュ！は効果的であると言えます。特にフィッシュ！の「人を喜ばせる」「相手に注意を向ける」の2原理は、新人を「仲間として受け入れ、仲間として認める」環境づくりに効果があります。

新人教育研修期間の1年間で、周囲からしっかり「注意を向けられて」うれしいと思える体験ができれば、「自分はここにいていいんだ」という安心感と安定感が持てます。そして、1年間しっかりと「注意を向けられる」ことで、仕事を通して看護の楽しさを感じ、看護師としての自立に向かうことができるのです。

●新人に対して「喜ばせる」「注意を向ける」とは

例えば「配属発表」。新人にとって「配属発表」は、今後の人生を左右するような重大事です。そんな新人の過緊張と不安な思いに対して「大丈夫、みんながあなたを待っているよ。全力でサポートするからね」という気持ちが伝われば、新人の過緊張も少しはやわらぎます。そして「どんな明日が待っているだろう」という期待感を持つのではないでしょうか。

当院の配属発表は、各部署からのウェルカムメッセージの形で発表されます。さらに配属部署でも個別にカードを準備するなど新人を迎える方法を、いろいろと工夫します。この準備段階で迎える側は、「新人はこれを見てどんな反応をするだろう」とワクワクした気持ちで新人を迎えることができます。

迎える側の気持ちが伝われば、新人に「小さな喜び（感動）」が生まれます。この「小さな喜び」が毎日の仕事の中で積み重なれば、やがてそれはお互いの信頼感となり、多少の困難は乗り越えられる力となるはずです。そして仕事を始めて3カ月くらいの間は、とにかく「新人を1人にしない注意の向け方」が効果的だと言えます。先輩やプリセプターは、一緒に患者のベッドサイドに行き、一緒に看護を考える、つまり一緒に仕事をすることで「あたま」も「からだ」も1人にしない注意の向け方です。

新人は病院という組織に入ると、チーム医療の中でさまざまな人たちから注意を向けられることになります。最近では「新人」であることが誰からでもわかるようにすることが医療安全の視点でも、新人を守るという視点でも必要ということで、それぞれの病院で工夫がなされています。当院では氏名証に緑のシールが貼ってあれば「新人」なので、新人として注意を払おうということになっています。しかしシールはあくまでも注意を向けるための形であり、注意の向け方は人さまざまです。

新人だとわかって関わっても、ちょっとした配慮の不足からトラブルが起こってしまうことがあります。新人にとっては、そのちょっとしたことが心の傷になってしまうのです。実際の事例では、先輩と一緒に患者の処置につき、先輩が物をとりに行くために少しその場を離れた際に、医師の要求に応じられず怒鳴られたことが原因で仕事に出てこられなくなったというケースがありました。

医師の弁明は、「患者さんの身体を支えてほしかったから、向こう側から身体を支えてと言っただけで怒鳴ったつもりはない。新人でもそれくらいはできると思った」というものでした。しかし、緊張状態で初めての処置についていた新人が、突然1人にされて「そんなところに突っ立っていないで、ここ支えて」と言われたら、怒鳴られたと受け止めるかもしれません。一緒に処置についた先輩が、初めてつく処置であるということや、まだまだ何をするにもかなり緊張する新人であるということを医師に対して意識してもらえるような場を形成することができれば、これこそフィッシュ！上級者と言えるでしょう。

●新人に対して必要な「ほめる・認める」

「新人を育てよう」という意気込みは、時として新人を窮地に追い込んでしまいます。新人の指導に当たる先輩が「私の責任において、今日はこれを覚えてもらおう。できるようになってもらおう」として関わると、ほとんどが新人に対しての「指摘・注意・指導」の関わりになります。注意・指導だけの関わりは新人を委縮させ、「できない自分・ダメな自分」へと追い込んでしまいます。新人に不足部分があるのは当然のことです。しかし新人は新人なりに努力していることや頑張っていること、患者に笑顔や安心をもたらすようなよい関わりをしている場面が必ずあります。

そんな新人の「素敵な場面」を周囲の人たちはどれだけ見ているでしょうか。そして「よかったよ。頑張っているね」ということをどれだけ新人に伝えているでしょうか。注意を向けていないと見えないことを言葉やメッセージにして伝えられたら、新人はどんな指導を受けるより看護が好きになり、よい看護師になろうと努力します。

「ほめる・認める」は、指導のスキルを持たない人でもできる新人への関わり方です。フィッシュ！のよいところは、誰でもできることです。だから皆でやればそれが職場の育成環境になっていくのではないでしょうか（図3、図4）。

●中堅看護師定着へのフィッシュ！効果

中堅看護師定着の鍵は、看護師自らが「態度を選ぶ」ことで自分のキャリアデザインが描けるということではないでしょうか。

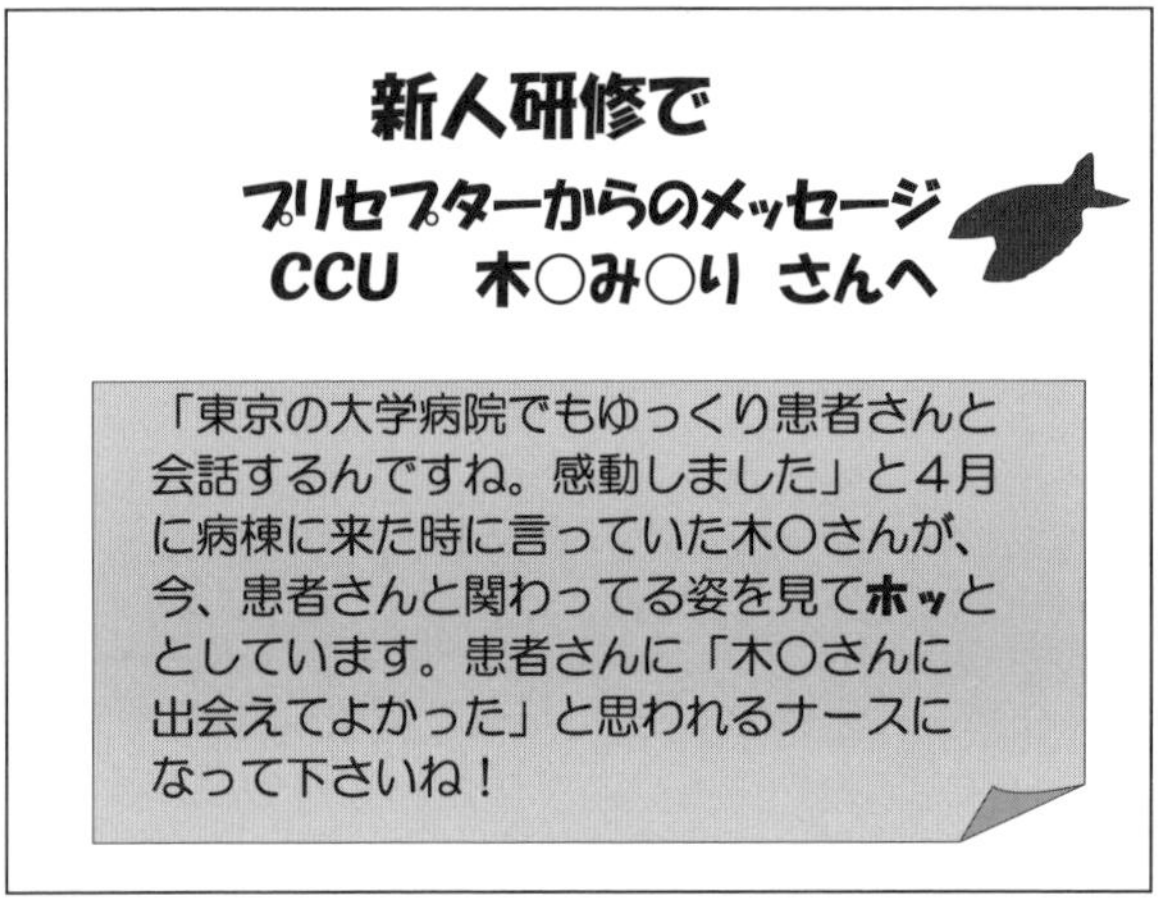
新人研修で
プリセプターからのメッセージ
CCU　木○み○り さんへ
「東京の大学病院でもゆっくり患者さんと会話するんですね。感動しました」と4月に病棟に来た時に言っていた木○さんが、今、患者さんと関わってる姿を見てホッとしています。患者さんに「木○さんに出会えてよかった」と思われるナースになって下さいね！

図3

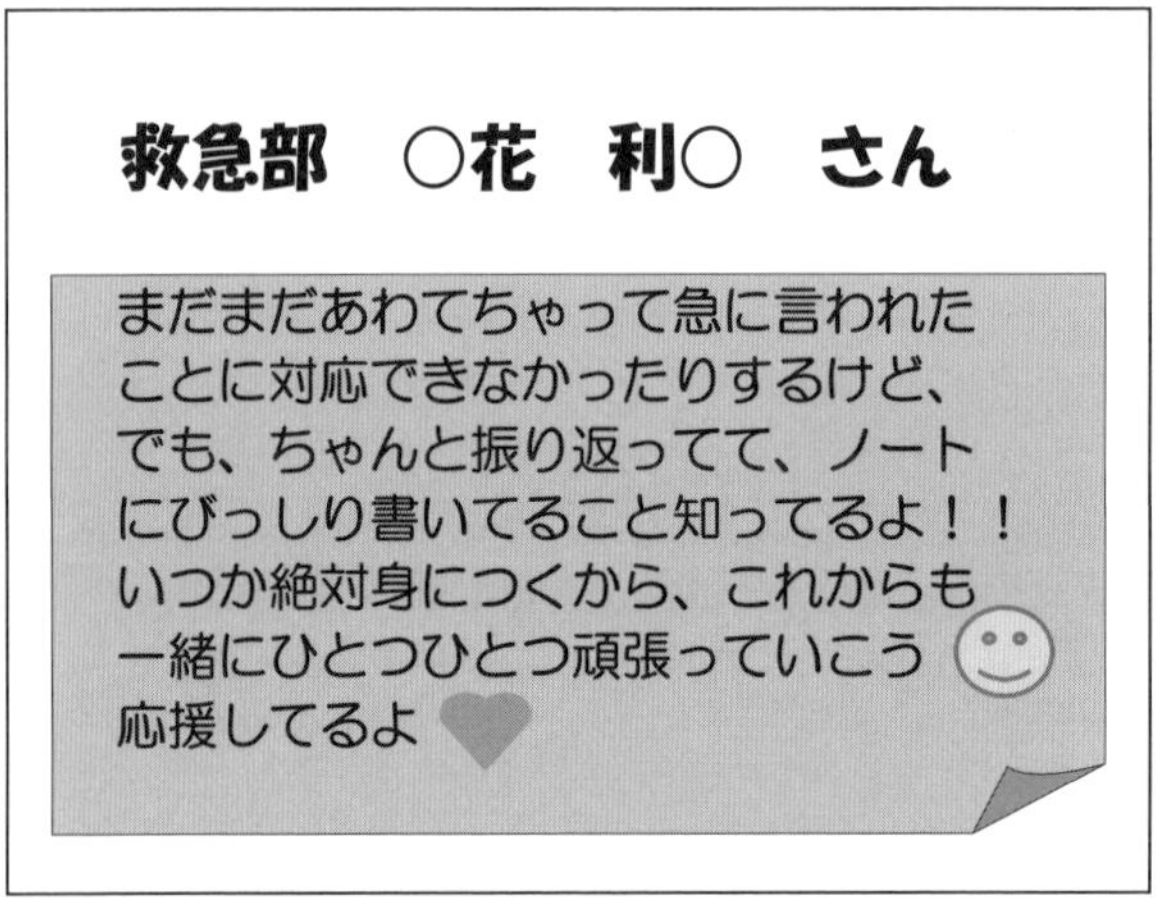
救急部　○花　利○　さん
まだまだあわてちゃって急に言われたことに対応できなかったりするけど、でも、ちゃんと振り返ってて、ノートにびっしり書いてること知ってるよ！！いつか絶対身につくから、これからも一緒にひとつひとつ頑張っていこう
応援してるよ

図4

キャリアデザインといってもそんなに大層なことではありません。患者の回復を共に喜べる仲間がいるとか、悩みながら行った看護を評価してもらえたとか、日々の小さな体験が仕事（看護）

のやりがいになり、仕事（看護）が楽しいと思える。そして「こんな看護師になりたい」という自己の目標が持てるということです。

中堅看護師ともなれば、業務もこなせますし、所属する部署での看護は一応自立してできる状態です。つまり「惰性」でも仕事ができてしまう人たちということです。惰性でやっている人たちには強い内的な動機づけがないので、何か職場内に不満要素があったり自分の思うようにならないことがあったりすれば「退職」という選択を簡単にしてしまいます。

一見何でもできて問題がないように見える中堅看護師だとしても、はたして所属している組織に対して、「この場所で自分のキャリアを積んでいこう」という内的な動機づけをどれだけ持っているでしょうか。中堅看護師に対するフィッシュ！効果は、看護師がこの内的な動機づけを持つこと、つまり「自ら態度を選ぶ」ことにあると言えます。

●プリセプターの成長

当院では、卒後教育における実践能力別研修の関係で、中堅看護師、主に入職4年目の看護師がプリセプターをすることが多くなります。

初めてプリセプターをする看護師が、1年間のプリセプティ支援とＯＪＴでのプリセプター研修を通して、めざましい成長を遂げることをよく経験します。これは先に述べたように、新人に注意を向け、機会あるごとにほめる・認めるなどのフィッシュ！を基盤にした関わりをすることで、新人の確かな成長を実感するからではないかと考えられます。

自分の関わりで新人が喜んでくれたり、看護が楽しいと感じてもらえたりすることは、プリセプターにとって何よりうれしいことです。これといってやりたいことが見つからないとか、忙しい業務の中で新人の指導なんて面倒だと考えているような看護師でも、実際プリセプターを経験してみると、指導や看護の難しさを感じる以上に「指導っておもしろいかも。看護って楽しいかも」ということに気づきます。

そしてそれが、「もう少し看護の仕事をやってみよう」という自らの態度の選択になっているように思うのです。もちろんプリセプターを動機づけるのは、プリセプティの成長だけではありません。プリセプターを支援する師長・主任・リーダー看護師たちがプリセプターに注意を向け、機会あるごとにプリセプターの指導実践をきちんと認め、ほめる環境が必要です。

しかし、一番動機づけられるのはやはりプリセプティからの「いつも見ていてくれてありがとう」のメッセージのような気がします（図5）。

●フィッシュ！は体験することが大事。相互浸透でジワジワと拡大する

当院が新人の教育研修期間を1年間としたのは、フィッシュ！を導入したときと同じ2004年からです。それまでは3カ月間を研修期間としていたので、とにかく3カ月の間に「独り立ち」できるようにすることがプリセプターを始め、新人を迎えた部署の使命でした。

それが一転して「1年間が教育研修期間。半年間は受け持ち患者を持たせない。1年後の自立が目標」となったわけです。加えてフィッシュ！の原理が入ってきて「遊び心で、仕事を楽しもう！」となったものですから、新人に対して厳しく指導してはならないというような誤った認識も発生し、当初は新人にどう関わったらよいのかわからず現場は混乱していました。

「私たちはもっと厳しく指導された。こんなに新人に甘くしていては育たない」という不満の声は、数年間にわたって聞かれました。しかしそういう人たちが、さまざまな場面でフィッシュ！を体験し「うれしい」と思ったり、感動すれば、今度は自分も相手に喜んでもらいたいと相手への態度はよい方向へ変化します。

人は育てられたように子どもを育てると言いますが、新人指導もまさしくその通りだと実感します。それは自分が受けた指導や関わりのされ方が、人を育てる上でのその人の基準・手本になるからではないでしょうか。したがって、フィッシュ！で育った人たちが増えると、今度はその人たちがフィッシュ！で人を育てるようになります。

6E　○間　祐○さん

いつも **やさしく丁寧** に教えてくれて、ありがとうございます！！　○間さんはときに厳しくもあり、自分でもっと勉強して理解を深めよう！と改めて思っています。うまく自分の考えを表現できず、伝わらない事もあったり・・・迷惑をかけてすみません・・・
9月に失敗が重なり、焦って落ち込んでいたときも○間さんに話を聞いてもらい自分の動きを見直すことができました。
「**仕事早いじゃん！**」「**成長したね**」とほめられ、見てくれているんだと**嬉しかった**です。
これからもヨロシクおねがいします。

図5

そういう相互浸透で育った人たちは看護を楽しむことができ、自分がやりたい看護・めざす看護師像を自ら描くことができるようになります。フィッシュ！と教育体制の変革の関連性をあらためて振り返ると、フィッシュ！の効果はまさしく、人材育成環境をつくる上での良質な土壌であると言えます。

フィッシュ！研究の視点

フィッシュ！活動の成果と今後の方向性

前田康代（東京慈恵会医科大学附属第三病院看護部師長）

フィッシュ！が看護の場に入ってくることで、フィッシュ！の飾りつけを一緒に楽しみながら患者さんとの会話が増え、患者さんからもフィッシュ！のお礼と思われるような言葉をいただきました。「趣味でつくったのでこれを飾ってみて」と素敵な手づくりの正月飾りをいただき、入院中の患者さんが病院の中でも正月気分を味わうことができ、とても感動したという体験。研修会場で研修生に読まれるサンキューカードの言葉に感激して、聞いている私たちが目を潤ませた体験。フィッシュ！から、私は得たものがたくさんあります。

フィッシュ！は私にとって人生観の一部となって、看護や生活そのものに影響を与えていると思うようになりました。フィッシュ！によって得られたこの感覚は、出来事を通してそのときの感動や感じ方を伝えることはできます。しかし、もう一方でフィッシュ！が組織に導入された効果を人に伝えることが難しいということに気づきました。フィッシュ！は組織にどのような影響を与えたのだろうか？　よい影響を及ぼしているはずなのにどのようにして伝えていけばよいのだろうか？という疑問に変わっていきました。これがフィッシュ！を研究題材として、フィッシュ！の組織への効果を検証することのきっかけでした。

●フィッシュ！をどのようにして研究するか

「フィッシュ！は看護組織によい影響を及ぼしている」と実感している人はたくさんいるはずですが、なかなか他者に客観的に伝えることができません。そこで、フィッシュ！を組織に導入してよかったか悪かったかを調査することはできるのだろうか？と思いました。

まず、他の人たちは私と同じようにフィッシュ！を自分にとって必要なものと考えているだろうか？ どのくらいの人がフィッシュ！を実践しているのだろうか？ フィッシュ！によって、組織内のコミュニケーションに変化があると感じているだろうか？ キャリア・ステージによってフィッシュ！の受け入れ方や感じ方が違うのではないか？ など、さまざまな疑問を書き出すことから始めました。

次にフィッシュ！に関する先行研究・文献[1～3]を見ていくと、フィッシュ！は海外でも教育効果を高め、職員のモチベーションを挙げる効果があると言われていました。しかし、それは主観的な効果であって、その効果をフィッシュ！のみから生まれたものと判断できる定量的な評価をする必要性を感じました。そこで、定量的評価からフィッシュ！導入の成果と有効性とを検証することにしました。

1）スティーヴン・C・ランディン他：フィッシュ！，相原真理子訳，早川書房，2000.
2）スティーヴン・C・ランディン他：フィッシュ！実践編，相原真理子訳，早川書房，2002.
3）ジョン・ヨコヤマ・ジョセフ・ミケーリ：魚が飛んで成功がやってきた，青山陽子訳，祥伝社，2004.
4）P.ハーシィ・K.H.ブランチャード・D.E.ジョンソン：新版　行動科学の展開，山本成二・山本あづさ訳，生産性出版，2000.

●フィッシュ！を看護組織に導入してからの成果を検証する

研究の目的を「フィッシュ！を導入している看護組織において、看護師のキャリア・ステージの違いによりフィッシュ！の受け入れと活用、看護組織に対する認識に違いがあるかを明らかにし、フィッシュ！の導入の成果を評価すること」として、看護研究に取り組みました。その結果を紹介します。

本研究は、行動科学理論[4]に沿ってフィッシュ！を導入した後の看護師の知識、態度、意識、行動、組織行動の変容の程度を調べました。これらの変容については、フィッシュ！に関する質問項目を独自に作成しました。看護組織にフィッシュ！が導入され看護師の行動の変容が起こると、結果として看護師の組織への認識に影響を与えていくと考えられます。組織への認識を知るために組織風土尺度（Nurse Organizational Climate Description Questionnaire）を使用しました。

これは、Duxburyら[5]が開発し、稲岡[6]によって日本語版が作成された看護の組織特性を反映した組織風土を測定する尺度[7]です。この２つの尺度と質問項目をフィッシュ！を受け入れている群と受け入れていない群、そして各キャリア・ステージに違いがあったかを定量的に検証しました（図１）。

このアンケート調査には、１１７５人の人から回答をもらい回答率は71％でした。その内訳は、フィッシュ！を受け入れている人は１０４９人、フィッシュ！を受け入れていない人は94

5）Mitzi L. Duxbury, George A. Henly, Gordon D. Armstrong：Measurement of the Nurse Organizational Climate of Neonatal Intensive Care Units, Nursing Research, 31, p.83-88, 1982.

6）稲岡文明：N系列病院看護婦のBURNOUTに関する研究（その2）：職場の文化・風土と看護ケアのアプローチに焦点をあてて，日本赤十字看護大学紀要，8，p.1-12，1994.

7）塚本尚子・浅見響：病棟の組織風土が看護職のバーンアウトに及ぼす影響についての検討，健康心理学研究，20（1），p.12-20，2007.

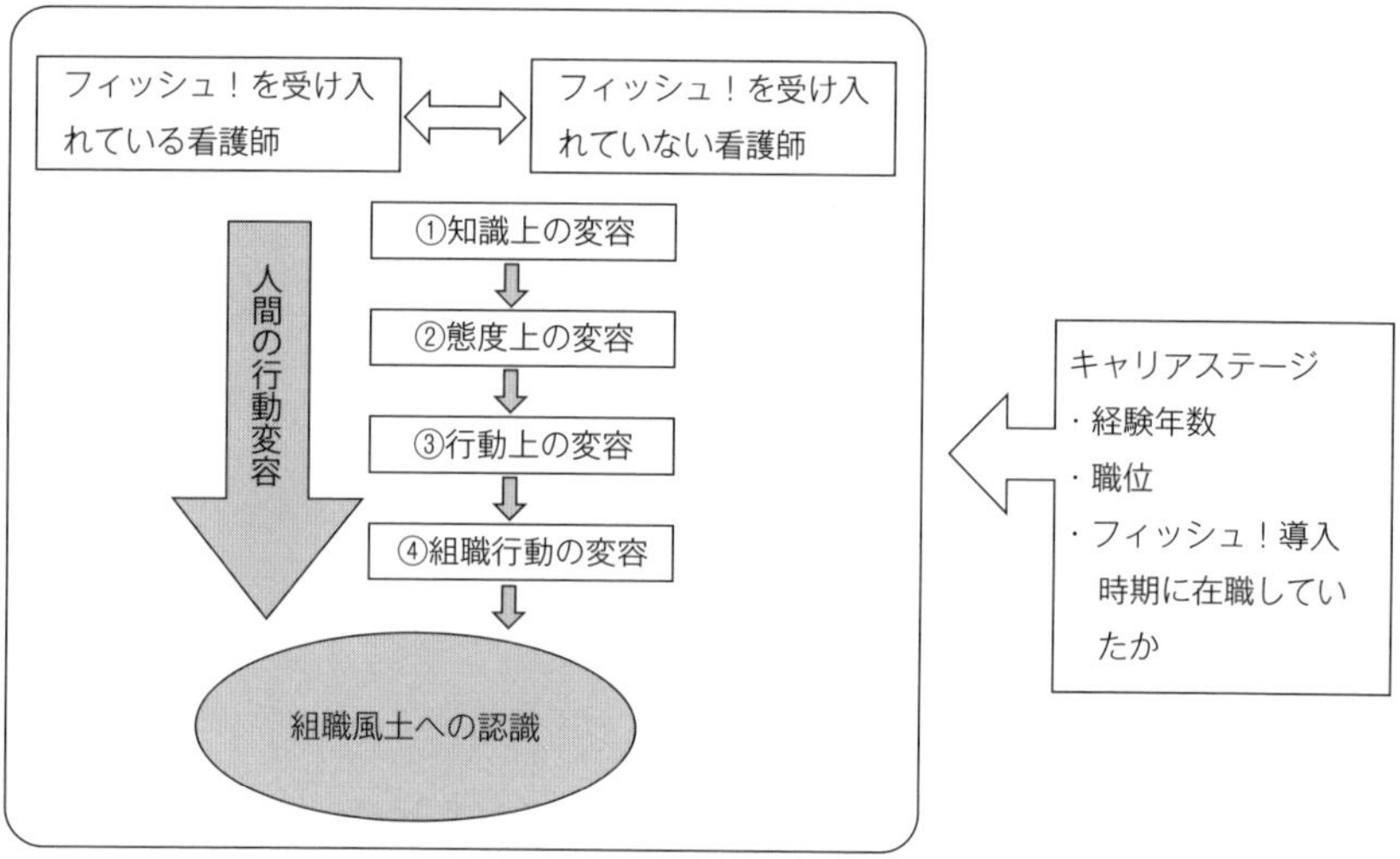

図１　研究の枠組み

名でした（不明32人）。

●フィッシュ！を導入して行動の変化はどのように起こったのか？

組織に属している個人が新しいものを受け入れる変化には、４つのレベルがあるとする行動科学理論があります。[8] フィッシュ！も看護組織に新しいものとして個人に変化をもたらしているはずです。これを変化のレベルごとに見ていきました。

個人の変化はまず、①フィッシュ！に関する知識を持つようになり、次に②態度が変わっていきます。そして③フィッシュ！に沿った行動をするようになり、さらに④集団に影響を及ぼすような組織行動へ発展していくという考え方に沿って調査しました（図２）。

フィッシュ！の知識に関しては、多くの研修を計画し、組織内でフィッシュ！について知っても

8）前掲書 4）

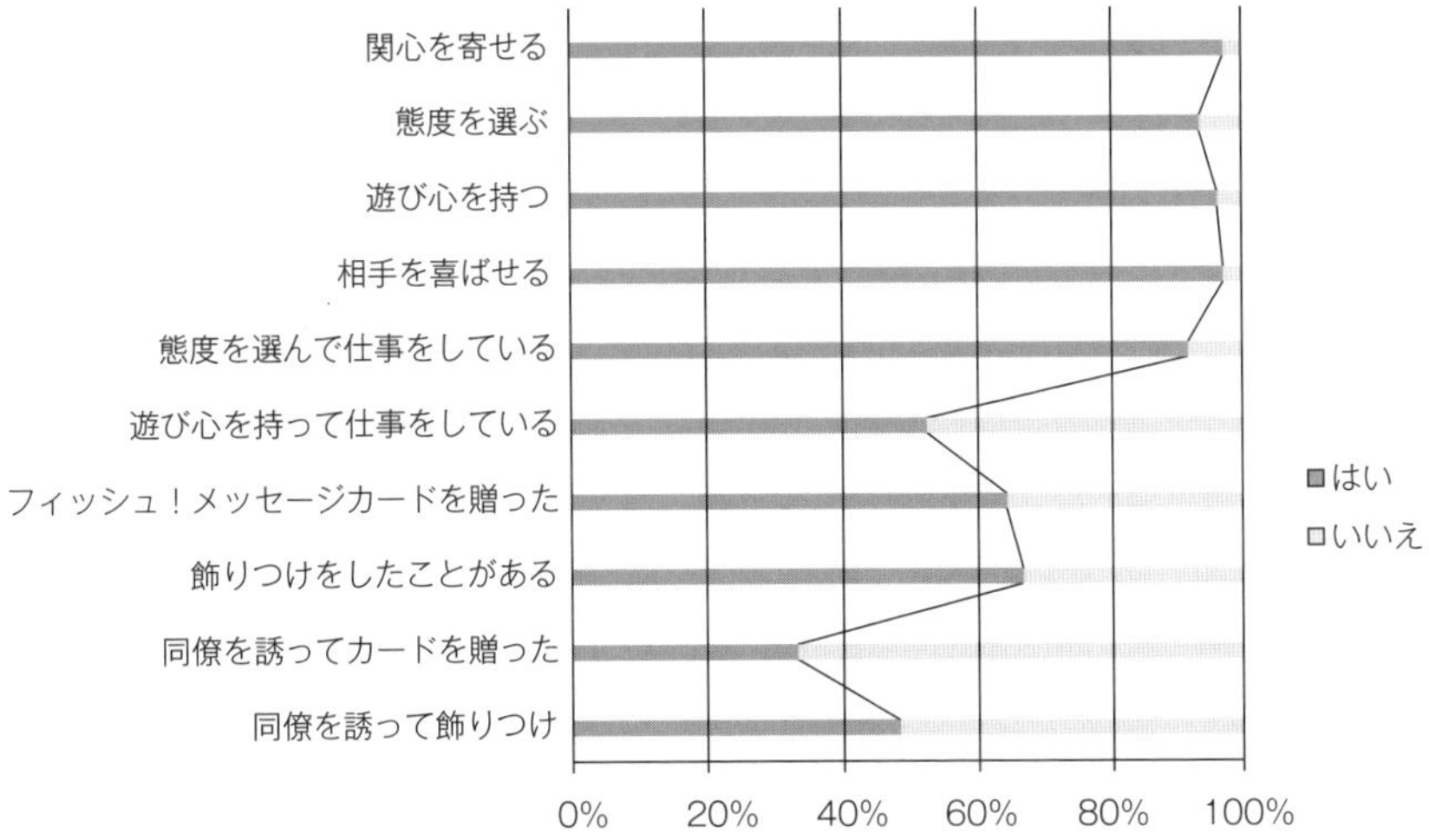

図２　行動の変化

らいました。

その後でフィッシュ！についての知識はどのくらいあるか、フィッシュ！の４つの原理について質問しました。「フィッシュ！の原理の１つは、〈相手に関心を寄せることである〉」に「はい」または、「いいえ」で答えてもらいました。同じようにフィッシュ！の他の３つの原理「自分で態度を選ぶこと」「遊び心を持つこと」「相手を喜ばすこと」についても同じように質問しました。

結果、「フィッシュ！の知識を持っている人」は93〜98％でした。②の態度の変化は「態度を選んで仕事をしている」92％、「遊び心を持って仕事をしている」53％でした。

③の行動を起こしているかについては、「フィッシュ！に沿ったメッセージカードを贈ったことがある」65％、「フィッシュ！に沿った飾りつけをしたことがある」67％でした。

④の組織行動への発展は、「同僚を誘って、フィッシュ！メッセージカードを贈ったことがある」33％、「同僚を誘って、フィッシュ！に沿った飾りつけをしたことがある」49％でした。

●フィッシュ！の行動の変化からわかったこと

新しい考えに触れて知識となり、知識を得たことで態度や行動に変化を生じます。そして周りの人たちにも影響を及ぼそうとして集団の中で大きな変化が起こります。このことはフィッシュ！を看護部に導入して起こった変化にも見られました。そして、面白いことが1つわかりました。

通常、新しいものが組織に導入されると、「知識」→「態度」→「行動」→「組織行動」の順で変化が起こり、その変化の程度は「知識」が高く、以下順に「態度」「行動」「組織行動」へと低い傾向が見られるのが一般的とされています。[9] 本調査では、態度の「遊び心を持って仕事をしている」は、行動よりも低い53％でした。フィッシュ！を実践していて、看護現場で遊び心を持ってというのは、なかなか難しいと感じている人も多いということなのではないでしょうか。

教育の場面、スタッフ支援の場面でも、効果的で支援的な「遊び心」になるようにすることは、ユーモアのセンスが必要なのではないかと実感していたことと、この結果は一致していると思います。「遊び心を持つ」は、相手を喜ばすものであるはずですから、相手を支援するこ

9）前掲書 4）
10）パトリシア・ベナー：ベナー看護論 達人ナースの卓越性とパワー，井部俊子・井村真澄・上泉和子訳，医学書院，1992.

とにつながるのですが、ブラックユーモアにならないようなセンスを私たちは身につけたいものです。そして、看護組織の性質を考えると看護そのものに遊び心は似合わないという先入観や、日本の文化にも遊び心が馴染みにくい面があるのではないでしょうか。

　そこで、相手を励まし、支援するユーモアになるようにフィッシュ！の実践者として、人を安心させるような姿勢を身につけることや、自分自身が人生を楽しむことを心がけることは、よい「遊び心を持つ」ことにつながると考えます。

●フィッシュ！が組織にあることは歓迎されている

　態度とは、非常にわかりにくいものだと思います。動作や表情など目に見える振る舞いであってもフィッシュ！に沿った態度をとっているかは、はっきりとしません。意識や情緒は態度に表れますので、フィッシュ！に関する意識、情緒について調査をしました。

「自分にとってフィッシュ！は必要である」という質問に「非常にそう思う、ややそう思う、どちらでもない、そうは思わない、まったく思わない」の5つから選択してもらう質問をしました。結果は、①「非常にそう思う」１８９名（16％）、②「ややそう思う」５２５名（45％）、③「どちらでもない」３５４名（30％）、④「そうは思わない」７９名（7％）、⑤「まったく思わない」２８名（2％）でした。61％の人がフィッシュ！を個人にとって必要なものとして考えていることがわかります。

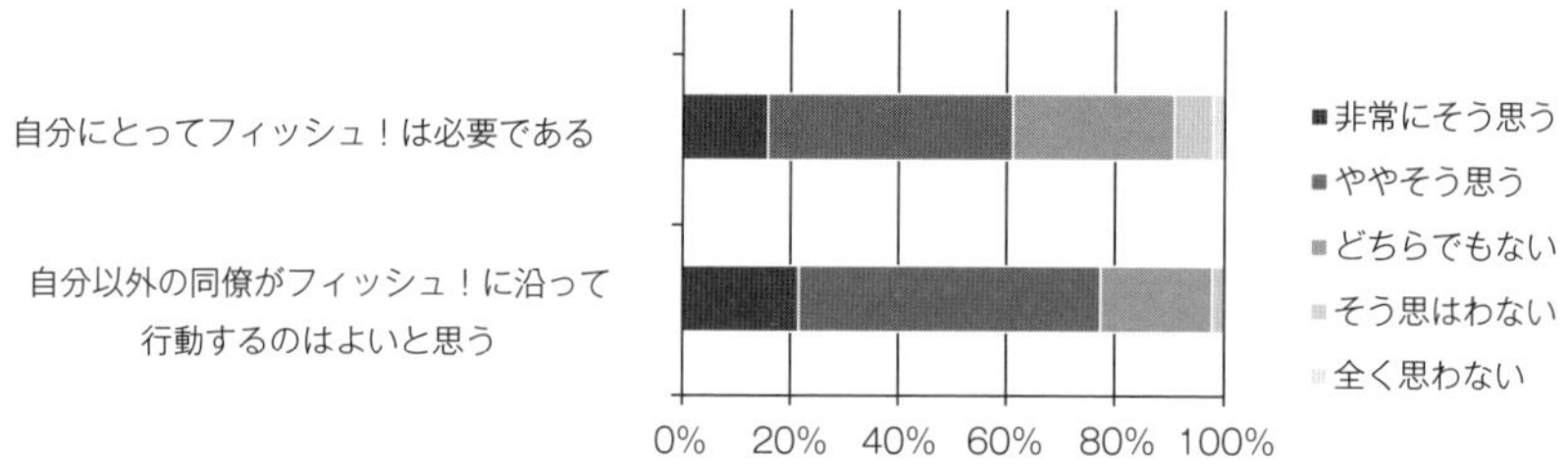

図3

そして、「自分以外の同僚がフィッシュ！に沿って行動するのはよいと思う」という質問では、①「非常にそう思う」254名（22％）、②「ややそう思う」651名（55％）、③「どちらでもない」239名（20％）、④「そうは思わない」27名（2％）、⑤「まったく思わない」3名（0.3％）でした。

面白いことに「自分にとってフィッシュ！は必要である」に比べて「自分以外の同僚がフィッシュ！に沿って行動するのはよいと思う」の「非常にそう思う」と「ややそう思う」の回答数が多いという結果が見られました（図3）。集団の中にフィッシュ！があって、それに沿って同僚が行動するのはよいと77％の人が思っていたのです。つまり、フィッシュ！が集団の中に存在することは歓迎されているということがわかりました。

●フィッシュ！と看護師の組織認識

看護組織をどのように感じているかを調べるために、組織風土尺度を用いて質問に答えてもらいました。フィッシュ！を受け入れている人たち（以下、受け入れ群）と受け入れていない人たち（以下、受け入れていない群）とで組織風土に対しての感じ方に違いがあるかを統計的に比較してみました。組織風土に関する質問は4因子27項目で「強くそう思う」「そう思う」「そう思わない」「まったくそう思わない」の4つから答えてもらいました。その回答をフィッシュ！を受け入れている群と受け入れていない群の2集団での比較（ＳＰＳＳ　Ｖｅｒ．19、マン・ホイットニーのU検定、有意水準は5％未満）を行いました。結果は表1のように27項目中26項目で有意差が認められ、受け入れている群と受け入れていない群に違いがあることがわかりました。

さらに2群の傾向を知るためそれぞれの項目の回答をグラフにして傾向を見てみました。すると、27項目中の26項目で受け入れている群が受け入れていない群と比較して肯定的意見が多い傾向が見られました（図4〜7）。

有意差の認められなかった項目は1項目でした。その項目は［業務負担感］の「急激に進歩する医療・看護界で新しい情報を入手したり、新しい知識を持つことは難しい」は、フィッシュ！に関連が薄いと思われ、フィッシュ！を受け入れている群と受け入れていない群との違いが見られないことも納得できます。

これらから、フィッシュ！を組織に導入したことは、看護師の組織に対する認識を肯定的にしたという成果を読み取ることができます。そして、このフィッシュ！に関する研究から以下のような結論を得ました。

①看護組織にフィッシュ！を導入したことにより、看護師の組織風土に対する認識を肯定的にして

表１　フィッシュ！受け入れの賛否と組織風土尺度との比較

区分	項目	p
［積極的因子］（第１因子）		
	●スタッフが問題解決に向けて計画的に行動している	0.000
	●問題があるとわかったとき、すべてのスタッフは問題解決に向けて自主的に行動している	0.000
	●病棟会・カンファレンスは、問題解決の場として機能している	0.000
	●積極的な発言・考えに肯定的な雰囲気がある	0.000
	●職場には活気あふれ楽しみながら働ける雰囲気がある	0.000
	●病棟会は、師長や諸委員会からの伝達報告のみでなく、有意な議論がなされている	0.000
	●スタッフ間での対人関係に問題が生じても、問題改善に対して積極的である	0.000
	●スタッフとして積極的に皆取り組んでいる	0.000
	●仕事上で生じる問題について積極的に話し合う場がある	0.000
	●病棟では意欲的に看護研究に取り組む雰囲気や姿勢がある	0.000
	●病棟独自の特性に見合った看護方針の下で働いている	0.000
	●スタッフが新しいものに取り組むことに積極的である	0.004
［師長のサポート］（第２因子）		
	●スタッフの仕事がうまくいくよう、師長は配慮してくれている	0.000
	●スタッフが困ったときは、師長が問題解決を助けてくれる	0.000
	●スタッフの意見がまとまらないとき、師長が間に入ってくれる	0.000
	●スタッフの看護ケアや仕事を師長がリードしてくれる	0.000
	●スタッフにとって看護ケアや仕事のロールモデルに師長はなっている	0.000
	●あなたは個人的な悩みが生じたとき、師長に相談する	0.000
［業務負担感］（第３因子）		
	●必要なケアができないほど多くの雑用がある	0.000
	●多くの時間を要する引き継ぎや看護記録がある	0.001
	●看護職は責任が重いわりに、正当な権限が与えられていない	0.000
	●定時に仕事が終われる程の仕事量である	0.000
	●看護師の社会的地位に対する正当でない評価がある	0.000
	●急激に進歩する医療・看護界で新しい情報を入手したり、新しい知識を持つことは難しい	0.861
［意思疎通感］（第４因子）		
	●師長や主任の指示に対して、素直に意見を言える職場雰囲気がある	0.000
	●師長や主任に必要以上に気をつかわず、スムースにコミュニケーションがとれる職場雰囲気がある	0.000
	●医師に、必要以上に気をつかわず、スムースにコミュニケーションがとれる職場雰囲気がある	0.002

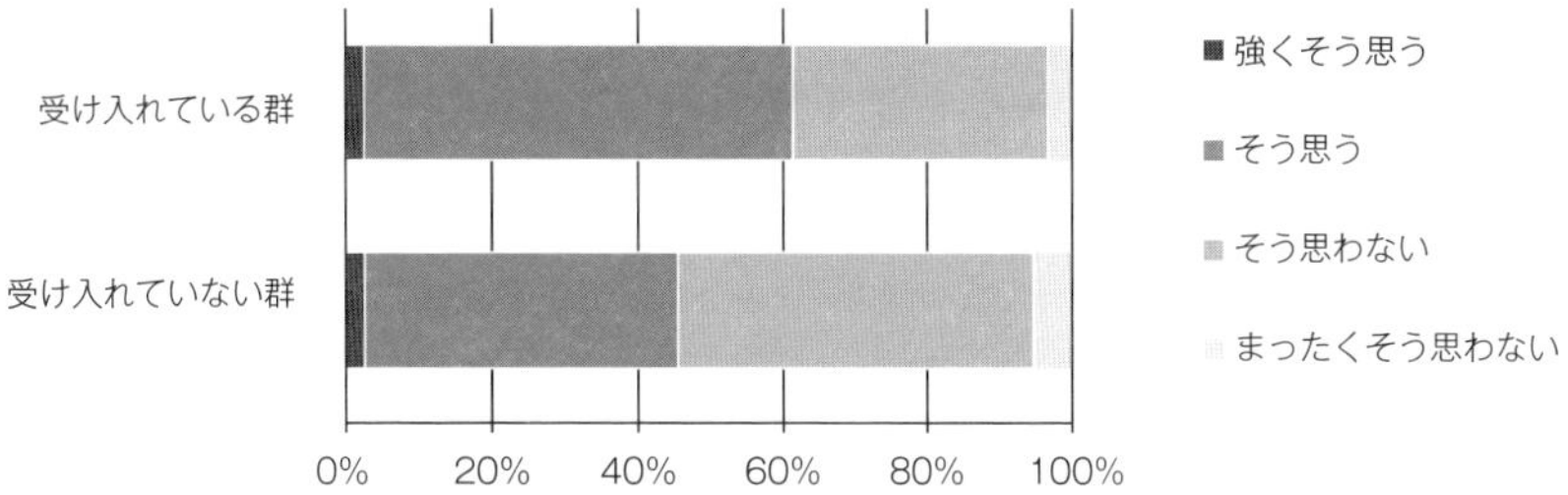

図4　スタッフが新しいものに取り組むことに積極的であると思いますか

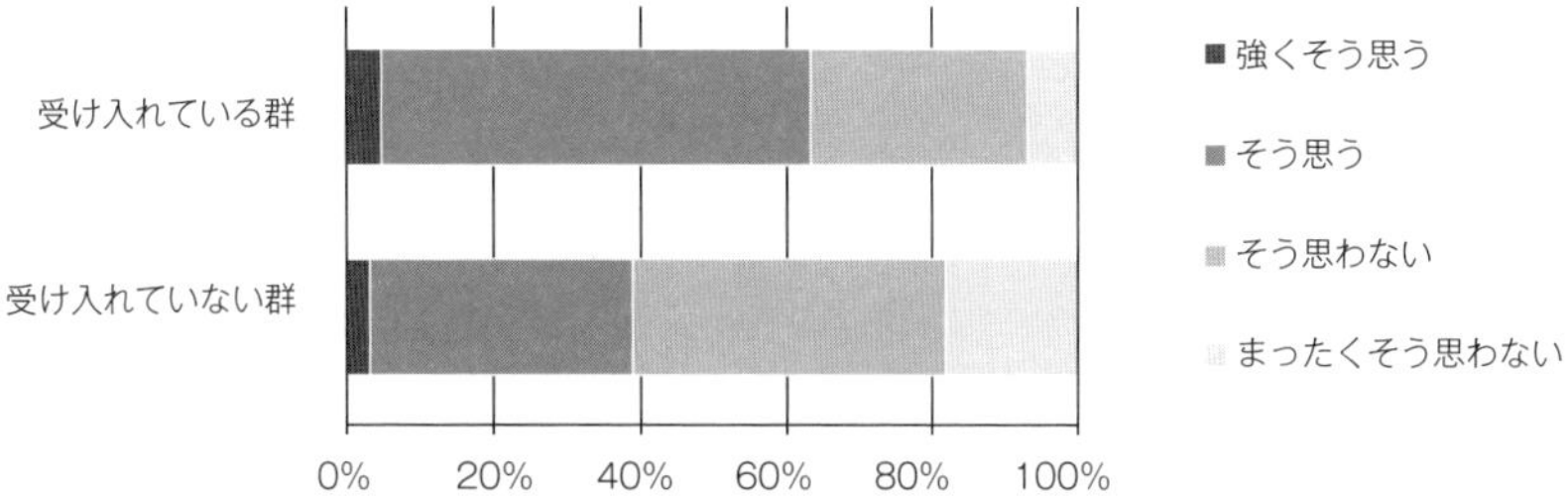

図5　師長や主任の指示に対して、素直に意見を言える職場雰囲気があると思いますか

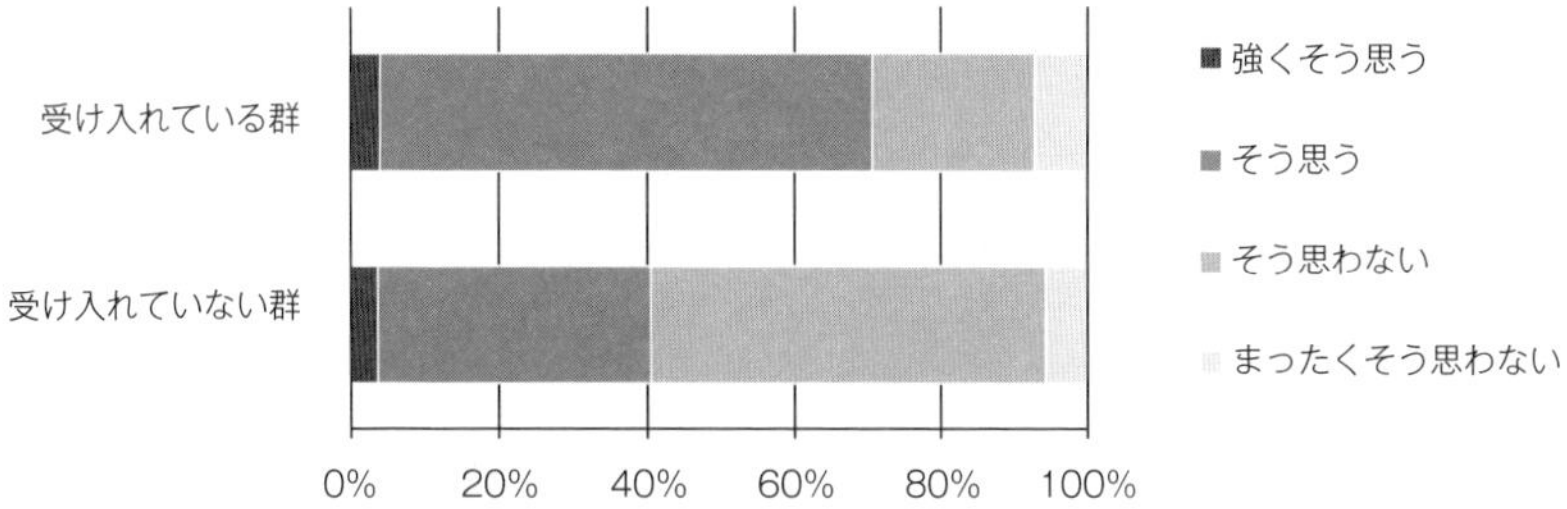

図6　積極的な発言・考えに肯定的な雰囲気があると思いますか

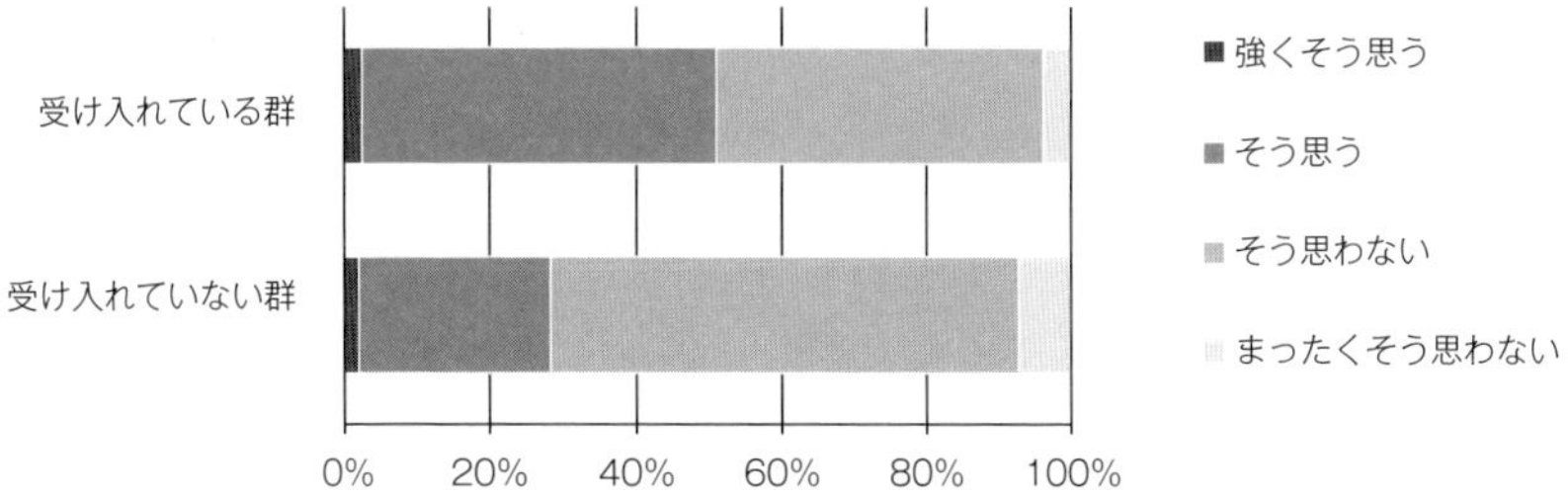

図7　問題があるとわかったとき、すべてのスタッフは問題解決に向けて自主的に行動している

いた。

②看護組織へのフィッシュ！の導入は、組織の積極性、医師・師長・主任・他職種・患者と家族との意思の疎通感、師長からのサポート感、業務負担感によい成果が見られることが示唆された。

③フィッシュ！の受け入れと活用において、キャリア・ステージにおける違いが見られた。新人群は、新しいものを取り入れることに対して柔軟に受け入れ、意識・情緒は肯定的意見が高い傾向があった。中堅群とリーダー群の２群は傾向が類似していた。

中堅群は、新しいものに賛同する割合と組織に従って受け入れる割合が同率に近く、意識・情緒では肯定的意見の低い傾向が見られた。リーダー群は、組織に従って新しいものを受け入れる割合が高く、新しいものへの意識・情緒は肯定的意見が低い傾向があった。主任群は、新しいものへの意識・情緒は安定しており、行動変容を起こす割合も高かった。師長群は、新しいものに対して、賛同の意思を持って受け入れ、行動変容を起こし、意識・情緒も肯定的傾向が高かった。

④組織変革には、組織構成員から賛同を得ることが、組織に従って変革を進めることに比べて、組織風土をより肯定的にとらえることにつながり、変革の成果が高まっていた。

⑤フィッシュ！の看護組織への導入において、最も行動変容が困難であったのは「仕事を楽しむ」であった。

●フィッシュ！が組織の中で発展するために

フィッシュ！の導入は、看護組織の管理者によって、組織によい影響を及ぼすことができ、看護、医療を提供する上でフィッシュ！を実践することは患者サービスにもよい変化を及ぼすことができるという信念があって職場環境を好転させたものと考えます。

フィッシュ！導入の経過は、管理者（師長、主任）、リーダー群、中堅群、新人群の順でフィッシュ！を行動に移していたということも調査からわかっています。フィッシュ！に関しての行動の変容は経験年数が多いキャリア・ステージの群ほど行動を起こしていました。一方でフィッシュ！についての意識・情緒は新人群、主任群、師長群は肯定的な割合が高く、中堅群、リーダー群は肯定的割合が低い傾向が認められました。

また、組織風土尺度でのキャリア・ステージの傾向では、［師長のサポート］因子の項目すべてで、中堅群、リーダー群が肯定的意見の低い傾向が見られました。つまり、今後の組織的課題は、フィッシュ！に関しての行動は起こしてくれているが管理者のサポートを必要としている中堅群、リーダー群に支援としてのフィッシュ！を強化していくことであると思います。

行動力のある中堅群、リーダー群の主体となる企画を推進し、応援していくことが、看護師の組織へのロイヤリティが高まり、組織が活性化していくことにつながると考えます。これらを実現するために管理者である私たちは、それぞれの看護師の個性豊かで、可能性のある部分を認め、自律した行動をとれるように広い見地を持って支えることのできる能力と豊かな人間性を獲得していくことが必要と考えます。

組織において、フィッシュ！を進化させ続けるには、同じ目的を持った魚たちが生き生きと泳げるように魚たちを育み、自由に泳げる環境をつくることが、群れを率いる魚の役割だと思います。

＊文中にある調査内容は、東京慈恵会医科大学大学院医学研究科看護学専攻修士課程の研究論文の一部を抜粋し、できるだけわかりやすい表現に変更しておりますことをご了承ください。

コーチングの視点

メンバーが「共につくり上げる」ことがフィッシュ！の真髄

杉本良明（コミュニケーション研究家、心理カウンセラー）

フィッシュ！の考え方の基本は、お互いが「相手はＯＫである」と考えることです。そう考えることが、自分たちで自発的な行動を起こす職場をつくり上げることになるのです。なぜ、そうなるのでしょうか。この項ではその説明を試みたいと思います。

仕事をてきぱきとこなす有能な人は、「自分は仕事ができる」、つまり「自分はＯＫである」という自負を例外なく持っているものです。そうした自負が実は職場全体の士気を下支えしていると考えられます。その意味では、有能な人の「自分はＯＫである」という自負は高く評価されるべきでしょう。

しかし、そうした有能な人は往々にして、周囲がかったるく感じられ「他人はＯＫでない」という性悪説に立って、仕事を進めようとする傾向があります。「仕事は相手の感情がどうあれ、適切な指示をてきぱきと出すことが何よりも大切。そのためには、相手の感情が多少損なわれることがあってもやむを得ない」という考え方をするわけです。当然、周囲の感情を受け止めたり、共感したりすることがあまり上手にできません。

つまり、周囲の感情を受け止めたり、共感したりできないその根底には、「他人はOKでない」という信念があるからだと思われます。その結果、「人間は感情の動物である」というポイントをついつい忘れてしまい、指示で押し切って周囲の感情を軽視しがちになる傾向がある、ということになります。あなたの職場にそんな人はいないでしょうか?

有能な人が、他人の感情をうまく受け止めて誠実に話をすることも上手である場合は、例外なく、周囲もその人を尊敬し、慕い、そして協力してくれます。これこそ望ましいあり方ですね。自分も周囲も両方がハッピーというWin-Winの発想に立ってこそ、職場を進化させることができるはずです。それは「他人はOKである」という信念がその人に備わっているから、他人の感情をうまく受け止めることができると考えられるのです。

意欲あふれる職場をつくるには、「自分はOKである」に加えて「他人はOKである」という考え方が不可欠です。そう考えれば、職場メンバーの感情の受け止めがうまくいくからです。フィッシュ!はこの原理を応用しているわけです。

●指導するとは批判することではない

繰り返しますが、仕事ができる人の中には、自分の能力に自信があるため、自分の能力を基準に減点法で相手の能力をとらえてしまう人がいるのです。根底に「相手はOKでない」という信念があるわけです。こういう人は、相手の言ったことを批判することによって矯正しようとします。その結果、部下の感情を十分受け止めたり、共感したりすることがうまくいきません。以下の例を見てみましょう。

師長と看護師の会話①

看護師A　師長、聞いてくださいよ。新人のBさんたら、今日、手術患者さんを担当するから麻酔のことや手術後の観察ポイントを勉強してくるようにって昨日言っておいたのに、全然してこないんですよ。Bさんやる気ないですよ。何とかしてください。

師長　勉強してこないって、どんなふうに新人に言ったの？　あなたの言い方が足りなかったんじゃないの？

看護師A　そんなことないですよ。ちゃんと説明しましたよ。師長は新人の味方ばっかりですね。私たちが新人の指導でどれだけ苦労しているかわかっていないんですね。

師長　苦労しているのはわかっているわよ。そうは言っても新人なんだから、噛んで含めるように言ってあげないとね。

看護師A　……わかりました。

師長にすれば、看護師Aの「何とかしてください」という依頼心の高さにはうんざりでしょう。「自分で解決しなさいよ」と言いたいところだと思われます。それでも十分自制して発言しているのでしょう。しかし、「あなたの言い方が足りなかったんじゃないの？」という批判めいた言い方をすることで、看護師Aの感情を受け止めたり、共感したりすることに失敗しています。その結果、相手は不服そうで、相手から十全の意欲を引き出しているとはとても言えません。

では会話例の言い方をこう変えたらどうでしょうか。

師長と看護師の会話②

看護師Ａ　師長、聞いてくださいよ。新人のBさんたら、今日、手術患者さんを担当するから麻酔のことや手術後の観察ポイントを勉強してくるようにって昨日言っておいたのに、全然してこないんですよ。Bさんやる気ないですよ。何とかしてください。

師長　Aさんは、Bさんが勉強してこなかったことに怒っているのね。

看護師Ａ　そうですよ。初めて手術患者さんを受け持つんだから、普通はもっと勉強してきますよね。

師長　初めての手術患者さんなのに、勉強してこなかったのが残念だったのね。

看護師Ａ　術後の観察のポイントとか、前もって勉強してくるところはヒントを与えておいたんですよ。なのに……

師長　**昨日から、今日のＢさんへの指導のことを気にかけていたのね。**

看護師Ａ　そうなんです。術後の患者さんの呼吸状態や麻酔の覚醒状態などは大切なので、今日、観察ポイントを一緒に確認したかったんです。

師長　Ｂさんには、術後看護の重要性が、まだ理解できてなかったのかしらね。

看護師Ａ　確かに、Ｂさんは新人だから、まだ手術患者さんの術後の急変にも遭遇したことがないし、そういう体験がないから、手術患者さんを看ることの怖さがわからなかったんですね。

師長　Ａさんのように、ベテランになっても、手術患者さんには何が起こるかわからず緊張するんだ、ってことがＢさんに伝えられるといいわね。

看護師　私の体験を伝えながら、観察ポイントを一緒に考えていけばいいんですね。やってみます。ありがとうございました。

　ずいぶんよくなりました。特に太字の感情の受け止めが効いています。最後に「Ａさんのように、ベテランになっても」とうまく相手を賞賛し、Ａさんの仕事に対する自負すらも受け止めているわけです。こう言われれば、Ａさんも抵抗なくＢさんの指導に取り組み直せるのではないでしょうか。師長は、Ａさんの感情を受け止めることで、この人の意欲を殺がずにすんだわけです。

人は感情を受け止めてもらえずに、逆に批判されたり、単に「ああしろ、こうしろ」と指示されたりすると、単に言われた通りのことをしぶしぶこなすだけになります。仕事をこなす意欲が半減してしまうのです。一方、たとえ「ああしろ、こうしろ」と言われなくても、感情を受け止めてもらえると、意気に感じて、自発的にやり方を考えて自分から動き出す、というのもおわかりいただけることと思います。

世間一般では、相手の感情を受け止めたり、共感したりすると、相手を甘やかす、増長させる、という考え方をしがちです。ところが、実際はまったく逆なのです。相手の感情を受け止めたり、共感したりしてあげると、相手はかえって柔軟になり、結局、意欲を高めることになるのです。

これに対して、相手の感情をうまく処理できずに、不快な思いをさせてしまえば、相手はこちらの意図に反し、かえってかたくなになります。特に批判したり、叱責したりして、攻撃的なコミュニケーションをとって、相手を屈服させることによって、自分のやり方を強制しようとした場合は最悪です。相手はあなたを嫌って避けるようになるでしょう。職場のメンバーがお互い相手の感情をうまく処理できずに、不満を持ったり、不快な思いをさせたりすれば、意欲あふれる職場づくりはうまくいきません。

つまり、相手と考え方や感じ方は違っても、「相手はＯＫである」というスタンスで相手の感情を受け止めたり、共感したりして相手と向き合うのが、「相手はＯＫでない」と力ずくで押し切るより、圧倒的に理にかなった賢いやり方なのです。相手の感情を受け止めるのは、上司や先輩の役柄だ、自分は目下だから関係ないよ、と考えられる向きもあるかもしれません。しかし、決してそんなことはありません。次の例を見てみましょう。

医師と看護師の会話①

看護師C　先生、手術やっと終わったんですか。早くオーダー出していただかないと、明日の検査の準備ができないんですよ。困ります。

医師　何言ってんだよ、俺たちだって遊んでいるわけじゃないんだから。Dさんの手術大変だったんだよ。やっと手術が終わって病棟に来たのに……

看護師C　オーダーは前日の14時30分までに出すっていうのが病院の決まりですよね。今日の手術は予定の手術だし、計画的に明日の指示は早めに出せますよね。

医師　……すぐ出すよ。

医師は看護師Cの思いやりのない言葉に内心カッカしていることでしょう。これは看護師Cが感情の扱い方の大切さを理解せず、「自分は目下だから、目上の感情の受け止めは必要ない」と短絡的に考えて、極めて事務的なものの言い方になってしまっているからです。では会話例の言い方をこう変えたらどうでしょうか。

医師と看護師の会話②

看護師C　**先生、お疲れのようですね。**
医師　ああ、Dさんの手術、思っていたより大変だったんだよ。
看護師C　難しい手術だったんですね。お疲れ様でした。
医師　うん。
看護師C　**お疲れのところ申し訳ないのですが、**Eさんの明日のオーダーがまだなんです。このオーダーが出ないと、Eさんの検査に向けた準備が整わなくて、困るんです。
医師　ああ、それは大変だ。すぐにオーダー出すよ。
看護師C　**すぐに対応していただけて、助かります。**ありがとうございます。

ずいぶんよくなりました。特に太字の感情の受け止めが効いています。手術で疲れている医師の様子を察した看護師が、まずねぎらいの言葉をかけたことで、医師は、自分の大変さや忙しさに共感してもらえたと感じ、看護師の依頼を快く受けることができたわけです。最後に、「すぐに対応していただけて、助かります」と相手に感謝することで、医師に対してダメ押しができていますね。相手の感情を受け止めるのは、目上であれ、目下であれ、相手をやる気にさせるためには必要不可欠、ということがおわかりいただけると思います。

●「やらされる」よりも「やった」と感じれば、人はハッピーに物事に取り組める

どちらの会話例も①では、感情を十分受け止めることなく、「ああしなさい、こうしなさい」と外側から相手の行動を要求しています。外部からの要求によって相手を動かすことを、指示アプローチと呼ぶことにします。

一方、人は誰しも、自分の感情を受け止めてもらえれば、言われなくてもやるものです。感情を受け止めてあげることを、受容アプローチと呼ぶことにしましょう。人は例外なく、受容アプローチを望むものなのです。人は感情を受け止めてもらえず、あれこれ指示されるほど、やる気が半減するものです。たとえ、指示されたことが正しくても、相手の言うことに素直に応じようとは思いません。

また仮に、やむなく言う通りにしたとしても、多かれ少なかれ、何がしかの不満が残ることは避けようがありません。つまり、人間関係は改善することはなく、職場のコミュニケーションも質・量とも劣化していきます。

これは人が何よりも感情を受け止めてもらうことで、自分が肯定されたと考える動物であるからです。感情を受け止めてもらうことは人の根源的な欲求なのです。その欲求が満足されないなら、積極的にコミュニケーションをとろうと思わなくなるからです。まとめますと、人は

受容されて動くときは幸せだが、指示されて動くときはおもしろくないと言えるわけです。

これに例外はないと言っていいと思います。この事実そのものは単純で、誰でも合点がいくことでしょう。しかし、こうした単純な事実が、今日でも十分理解されているとは言いがたいのです。もし、理解されているのなら、人間関係の葛藤はもっと少なくなるはずなのです。

和やかな雰囲気のもと、相手の感情を受容すればするほど、相手はやる気を出すし、職場の人間関係もよくなっていくことがおわかりでしょう。フィッシュ！が受容アプローチをとるのは言うまでもありません。

相手にやる気を出させる秘訣は、自分に結論があっても、先手をとって決めつけたりしないことです。まず、相手の話を聞いてあげるところから始めて、感情を受け止めて、その上で相手の出方を見ることなのです。その意味では意識的に後手をとるやり方でもあります。ポイントは「相手はＯＫである」という考え方をすることです。

「相手はＯＫである」という考え方をすれば、どうしても相手の感情を尊重せざるを得ないため、いきなり指示アプローチに訴えることに抵抗を感じます。その結果、自然と受容アプローチをとることができるようになるのです。指示アプローチと受容アプローチの比較をまとめてみます。

指示アプローチ	受容アプローチ
「相手はOKでない」という考え方	「相手はOKである」という考え方
相手の感情の受容を軽視する	相手の感情の受容を重視する
相手は指示されて受動的に動く	相手は受容されて能動的に動く
人間関係は劣化しがち	人間関係は改善する
人材が育たない	人材が育つ

指示アプローチで感情を受容することなく、指示したり、命令したりして、相手がこちらの言う通り行動したとします。しかし、それでは受動的に動いているに過ぎず、その場限りで今後の展開があまり期待できません。人が育たないわけです。これに対し、受容アプローチは相手を今後とも、自発的かつ能動的に動かします。つまり人が育つわけです。お互いの人間関係も良好で、それは職場全体にプラスの連鎖を呼ぶことでしょう。

冷静に考えれば、どう見ても受容アプローチのほうが得です。しかし、世の中は社会通念にしたがって、当然のことのように指示アプローチを選ぶ人が多いのです。それは同じように仕事をしても、相手の意欲を十分引き出しているとは言えず、わざわざ貧乏くじを引いているようなものです。

人は、ある程度まで成長すると、受容アプローチの視点に目覚めます。その結果、相手の感情を受容する言動が自然ととれるようになるわけです。いかに有能であっても、相手の感情を受容せずに人を動かそうとするならば、その人はまだ人間的に発展途上であり、本当の聡明さを認めることができない、と考えられるのです。

あなたの職場のメンバーはどうでしょうか？

●やりたくなるように仕向ければうまくいく

相手の感情を受容することなく、指示アプローチをとれば、相手は心理的に反発して思うように動いてくれません。良好な人間関係といったものもあまり期待できないわけです。

70年以上にわたって売れ続けているベストセラーに、デール・カーネギー著の、『人を動かす』（創元社）という本があります。あなたも読まれたことがあるかもしれません。この本に紹介されている手法に、以下のような『人を説得する12原則』というのがあります。

1　議論を避ける
2　誤りを指摘しない
3　誤りを認める
4　穏やかに話す

5　〝イエス〟と答えられる話題を選ぶ
6　しゃべらせる
7　思いつかせる
8　人の身になる
9　同情を持つ
10　美しい心情に呼びかける
11　演出を考える
12　対抗意識を刺激する

こうした手法は結局、どうやって指示アプローチをやめて、受容アプローチに訴えるか、というポイントに尽きると思います。要するに、指示して強引にやらせようとしてもうまくいかないが、受容してやりたくなるように仕向ければうまくいく。ただこれだけなのです。その根底にある考え方が「相手はＯＫである」というのは言うまでもありません。

受容アプローチが理解できれば、例えば相手を説得するにせよ、やる気にさせるにせよ、どう言ったらよくて、どう言ったら逆効果なのか、わかります。受容アプローチの原理は老若男女を問わず適応可能なのです。

●感情を受容すれば、指示待ちの相手でも機嫌よく動く

世の中「指示待ち人間」も多いものです。「相手はＯＫである」という考え方が大切なのはわかるが、こんな相手は感情の受容だけでは動かない。指示・命令しないとらちが明かないのではないか、と思われる向きも多いことでしょう。しかし、指示待ち人間ですら受容アプローチは有効なのです。

確かに、世間には指示されたほうがハッピー、自分で決めるよりも指示されたいという指示待ち人間が結構います。相手にどうするか問うてみて、もし答えが返って来なかったり、相手に当惑したりした様子がうかがえるなら、その場合は早めに指示を渡すしかありません。しかし、だからといって感情を受容することなしに、いつも指示だけを一方的に渡していると、たとえ指示待ち人間であっても、自分が軽く扱われている、と感じて内心不満たらたらなものです。そして、陰で不満を言ったりします。以下の例を見てみましょう。

先輩看護師と後輩看護師の会話①

先輩　鈴木さん、ちょっと。

後輩　はい

先輩　例の件、どうするの？

後輩　どうしましょうか？

先輩　どうしましょうかって、あなたがやるのよ。今日中に仕上げてちょうだい。
後輩　はい。
先輩　（まったく、こっちも仕事があるのにいい気なもんだわ！）

相手はもともとが指示待ち人間ですから、こんな高圧的な言い方をすれば、なおのこと指示以外のことはしなくなります。もし指示が適切でないと気づいても、黙ってそのまま従う、といった結果になります。ひどい場合は、指示通りやってうまくいかなかったときは、黙ってそのまま従ったにもかかわらず、指示した相手のせいにします。要は自分なりの付加価値をつけてくれなくなるわけです。では次の例を見てみましょう。

先輩看護師と後輩看護師の会話②

先輩　鈴木さん、ちょっと。
後輩　はい。
先輩　例の件、どうしましょうかしら？
後輩　どうしましょうか？
先輩　あなたに頼んでいい？
後輩　はい。

先輩　**それは助かるわ。**で、急いだらどれくらいでできそうかしら？

後輩　今日中にできると思います。

先輩　そう。**忙しいところ悪いんだけど、お願いね。**

後輩　わかりました。

「それは助かるわ。」「忙しいところ悪いんだけど、お願いね。」この２つの言葉で相手の感情の受容が進んでいます。指示待ちの相手を指示する場合でも、一方的に指示せず、問いかけで切り出して、相手の感情を受容する言葉を対話に含めると、断然相手のモチベーションのアップが期待できる、というわけです。感情を受容する言葉をかけることで、相手は自分が大切に扱われていると意気に感じるのです。

その結果、指示待ち人間であってすら、指示が適切でなければ、そう言ってくれるでしょうし、適切であれば快く引き受けてくれます。その上で積極的に仕事をして、自分なりの付加価値をつけてくれることも期待できるわけです。こう考えると、たとえ指示待ち人間であっても、一方的に指示するだけでなく、感情を受容する対話をすることが大切だ、ということがおわかりいただけることでしょう。

もちろん、あなたはすでに「こうしよう」という考えを持っています。それでも問いかける。そして、相手と行動を共につくり上げる。自分の意見や意図が尊重されれば、たとえ自分の意見がなくても、最終的に自分の意見が採用されなくても、絶対悪い気はしません。そうした受容アプローチが相手を機嫌よく、積極的に動かすのです。

こうした「問いかけ」で切り出すアプローチは、近年、コーチングとして紹介され、多くの書籍やセミナーでも取り上げられています。コーチングとは、簡単に言えば、問いかけながら共同で行動をつくり上げ、そのプロセスでお互いの感情を受容すること、と言ったらいいでしょうか。指示してしまえば一言ですみますが、それではお互いの感情を受容するプロセスがないのです。

●まとめ

フィッシュ！の思想は、お互いが「相手はOKである」と考えることです。お互いが「相手はOKである」と考えることで、お互いの感情を受容し合う習慣が生まれます。その結果、お互いが意気に感じる人間関係が生まれるのです。人は、意気に感じれば、自発的に仕事に取り組んで、創意工夫が進みます。立場の上下に関係なく、メンバーが職場のテーマに積極的に取り組んで「共につくり上げる」職場風土が生まれるのです。

これがフィッシュ！の真髄です。そしてこれはコーチングの真髄でもあるのです。

とはいえ、お互いの感情を受容し続けることは、時としてハードルが高いこともあります。

例えば、意見が対立して、興奮した仲間が結構失礼な言葉を投げかけてきた、という場合です。

こんな場合でも、声を荒げないという姿勢を貫けるものでしょうか？

感情を受容する習慣がないなら、ついつられて激高してしまったり、ついとげとげしい声やきつい言葉で反論してしまったりします。しかし、こうした場面でも、穏やかで誠実な態度を崩さないことが、フィッシュ！に求められる態度なのです。

有能であると同時に、常に穏やかで誠実な人とは、「自分はＯＫである」に加えて「他人はＯＫである」という考え方ができる人です。そんな人が何人もいるなら、職場はどんどん進化します。

あなたもフィッシュ！の考え方で仕事をしてみませんか？

看護管理者の視点

フィッシュ！がもたらす医療現場の活性化と管理者の役割

小路美喜子

今、看護界は、看護師の確保・定着促進が大きな課題になっています。それに対し、日本看護協会が提唱するさまざまな取り組みが功を奏し、各施設は少しずつ成果を上げてきています。さらに、それぞれの医療施設がマグネットホスピタルになろうと自施設の特徴を再分析し、各施設なりの「目玉」をアピールし始めているのが現状です。

それは、教育、人事・給与・労務、看護提供システム（看護体制・勤務体制）などの改善やまったく新しい取り組みなど、ハード的要素として目に見えやすく、比較的手がつけやすいものです。

一方のソフト的要素であるスタッフの士気や意識、感情、組織風土などの改善は、直接的には手がつけにくく、成果も測りにくいものです。しかし、目に見えないこのソフト的要素は、よきにつけ悪しきにつけ、集団の業績や成果に大きく影響を及ぼし、管理者にとっては「究極の管理課題」です。私は、若き日に上司から「価値観の醸成こそが管理の真髄」と教えられた記憶があります。

●フィッシュ！はなぜ広まったのか？

われわれが、フィッシュ！の概念に刺激を受け、当院看護部に導入してから8年が経ちました。スタッフ個々のマインドの高まりを通し、厄介なソフト面の改善についても少しずつよい変化が表れています。その手応えは、慈恵関係組織のみならず外部組織へと広がりました。それは、全国の医療関係組織等からのフィッシュ！講演の依頼が増えていることからも明らかです。

フィッシュ！の4つの原理は、本来、誰もが持っているものであり、特に医療に関わる看護師たちは、このような特性を持っていればこそ、人をケアするという職業に従事していられるはずなのです。しかし、あまりに深刻で余裕のない医療の現場において、本来持っていたこれらの能力が封じ込められ、ただ組織や医療システムの約束事の中に埋没し、自らを追い込むことになっている状況があります。また管理者たちも、その約束事から逸脱しないように心を砕いて部下たちを縛り、さらなる深刻な状況（現場を去る、心の病など）に追い込んでいたのではないでしょうか。

フィッシュ！はそのような状況に一石を投じ、職場を生き生きと活性化させ、各自の能力を発揮できるような明るい兆しを感じさせてくれる、1つの概念として認識されたのでしょう。厳しい医療現場だからこそ、短期間のブームでなく、普遍的に使えるポジティブで楽しい概念として、誰もが根底に育て持つことができれば、もっと仕事も私生活もバランスよい人生となり、社会へも、素敵な看護専門職集団としてアピールできるはずです。

●各地への広がりは「何とかしたい気持ちの伝播」

フィッシュ！は、看護が好きなのに一生懸命やればやるほど、苦しくなる悪循環から脱したい心情が積もっていたところへの光だったのかもしれません。それは管理者にとっても同じことでした。自分の職場を明るく、楽しくしようと思いながら、表現が指示・命令になったり、スタッフは笛吹けど踊らずむなしく空回りし、管理者も自信を失い、「私より上の上司や組織が悪いから」と諦めムードを打開できないでいたのではないでしょうか？

私が講演や研修会に参加した個人や施設からは、「よいことはどんどんやってみよう」や「否定ばかりでなくよいところを認めよう。本当に仕事そのものを楽しむことが大切」という発想の転換につながったという反応が多いようです。

若いスタッフは、できることから自分たちでまず行動します。それは楽しいからです。管理者はその気持ちと行動力を信じて任せ、支援することが肝心なことではないでしょうか。そして、次の段階として、ただの遊びではなく看護理論として、組織風土を引き上げていくマネジメントが重要になると思います。

●導入のコツ　全員で触れ、理論として押さえる

管理者の方たちからは「理屈はわかったけれど、どうすれば導入できるのか?」「そうは言っても私の組織は頭が固いから無理かもしれない」「導入を許可してくれるだろうか?」「予算が取れないのでダメ」「スタッフが動かないのでダメ」と、すべて他人のせいにし、固定観念にとらわれていることが気になります。

大切なことは、まず管理者の頭を自由にすることです。決断できず、動かないのは自分であり、強制ではなく自由にやれる環境づくりを阻止しているのも自分かもしれない。楽しく生き生きした職場にしたいという強い信念があれば、管理者自身ができることから始めればいいのです。逆に言うと「誰かの許可など必要ないんだ」と、まず管理者自身の頭を自由にしなければならないことに、看護界の厳しい現状を感じます。自分が自由になれないのなら、せめて若いスタッフを自由に泳がせることをめざせばいいのです。

さあ導入しましょう！と管理者が意気込んでも、無駄ではありませんが効果は薄いでしょう。年齢や立場が違っても組織風土は全員がつくっているものだからです。組織全体がある時期一斉に「フィッシュ！とは何か」という哲学に触れ、ある一部からの行動であっても、組織全体がその意味を理解していることが、広がりを早めることにつながります。

その方法としては、次の４つが挙げられます。

①上司も部下も関係者全員で、フィッシュ！講演会を開催する
②院内教育プログラムに、フィッシュ！を盛り込む
③フィッシュ！関連本を読むことを奨励する
④フィッシュ！導入モデル病棟をつくり公開し、その楽しさを集合の場で発表する

全員での学習のチャンスをつくることが浸透を早めるコツとなります。肝心なことは、一時のブームでなく組織文化として定着させ、効果を上げようとするなら理論としてその概念をきちんと押さえておくことです。

そうでなければ本来の目的から外れ、ただの自己満足のお遊びに陥る危険があります。表面的には自然な導入や広がりに見えても、その実は組織風土を変えるという大きな意図的な変革であり、管理者のマネジメントが欠かせないことを忘れてはなりません。これは働きやすい生き生きした職場環境をめざした挑戦でもあります。

●病院執行部を巻き込んだフィッシュ！の効果

慈恵医大病院看護部へのフィッシュ！導入の影には、病院長の賛同・支援が大きな力になっています（53P～74P参照）。師長会でフィッシュ！導入を検討する際に、病院長が参加し「職員のマインドを高める活動だね」とその概念を理解してくれたのです。その後、病院長の柔らかい頭と行動力で、どんどん新しい取り組みが可能となり、病院全体の雰囲気も大いに変化し

ました。

例えば、外部ボランティアによる「お菓子教室」、アロマセラピー資格を持ったスタッフによる「ヒーリングルーム」、患者さん向け図書室の「すこやか情報館」、病院コンシェルジュ機能の「スマイルカウンター」などが次々オープンし、患者からもスタッフからも好評を得ています。

特に、ユニホームをフィッシュ！のビジョンを取り入れた魚などの柄物に変えようと申請したとき、いくら頭の柔らかい病院長でもこれは無理かな？と、内心では何回かの交渉を覚悟して臨んだのですが、意外にも「ああ、いいんじゃない。やってごらん」の一言にこちらが拍子抜けしました。

他院では、「おれの目の黒いうちは～するのは許さない」という病院長の頭の固さを嘆く看護部長が多い中、私は何と幸せなことかと心が弾みました。師長たちにこのニュースを伝えると「うわーすごい！やったー！」と歓声の渦だったことを今でも思い出します。

また、研修会のフィッシュ！企画に審査員として専務理事や医師、他部門役職者の参画を得たり、トレーディングプレイスと称し、看護師たちが他部門へ出向くなどで、活動が認知されやすくなりました。他の理事も、フィッシュ！関連本を読破し、その真の意味を理解していてくれたことは心強く感動的でした。

各地での講演会を重ねるごとに、いかに医療現場は看護師たちの疲弊の上に成り立ち、管理者も心を痛めているかを痛切に感じました。と同時に、これを何とかしたいという気持ちも伝わってきました。全国規模で看護現場を変えようという動きが巻き起こったことは、何よりも看護師自身が自分の仕事を楽しみ、大切に思い、誇りを持つことにより、副次的に看護師確保、定着の促進につながることになります。

当院では、退職率、新人の定着率、職員満足度調査などが改善しています（表1）。そして患者さんからの評価（苦情相談数の減少、お礼の手紙の増加）、就職希望者の増加が見られています。特に、学生の当院選択理由に見学やサマーボランティアに参加し、スタッフの看護や雰囲気に触れ、「自分の働く姿がイメージできたから」と何人かが回答してくれたことに手応えを感じることができました。

年度	退職率	新人定着率	職務満足度スコア
2004	15.7%	93.8%	3.95
2005	12.5%	97.0%	3.99
2006	13.3%	96.3%	4.03
2007	13.0%	92.6%	4.05
2008	13.1%	96.6%	4.10
2009	12.3%	95.2%	4.15
2010	12.8%	92.2%	4.10

表1

●組織をリフレッシュさせる変革の推進

私たちはこれまで「変革の促進」と「人材の育成」を看護部運営の柱として唱えてきました。楽しい職場でプラス思考で働くことは、この2つのキーワードにさらなる相乗効果を与えます。すべての部門と接点を持つ看護部の活性化は、他の部門をもよいサイクルに巻き込むこととなり、その協働は経済効果も高め、「収益は未来の潤滑油」という好循環につながっていきます。

変革を成し遂げるには、本当に自分の組織の姿や、組み込まれているさまざまな構造やシステムを改善したいという強い信念が必要であり、管理者の覚悟と姿勢が問われます。変革の最初の意志決定は自分にあり、それが方針となり、戦略・戦術として部下に下ろされ、それらを通して組織文化が醸成されるからです。変革の方針を決めた後は、管理者は担当者に自由な裁量を与える度量も必要です。そして管理者は変革の方向や進行に目を配り、支援の姿勢を示せばよいのです。

慈恵医大病院看護部は１３０年近い歴史を持ちながらも、「伝統は受け継ぐだけでは伝統にならない。進化を遂げてこそ伝統として受け継がれる」と考え、常に新しい思想に挑戦してきたと自負しています。われわれの組織が、これまでの多くの挑戦で得てきた変革成功のキーワードは、①既成概念の打破、②強い信念と周到な準備、③キーパーソンは誰か、④情報の質と量、⑤参画意識、です。

状況を変えようとするとき、何かことを起こそうとするとき、いつも管理行動の戻り場所として、これを活用してきました。もちろんフィッシュ！導入に関しても、この５つのキーワードを管理行動に置き換えてきました（図１）。

個々人のマインドのあり方が集団化し、組織風土をつくり、看護の成果に大きく影響を与えます。近年の閉塞感を打破するために取り組んできたフィッシュ！導入は、当院では成果を得

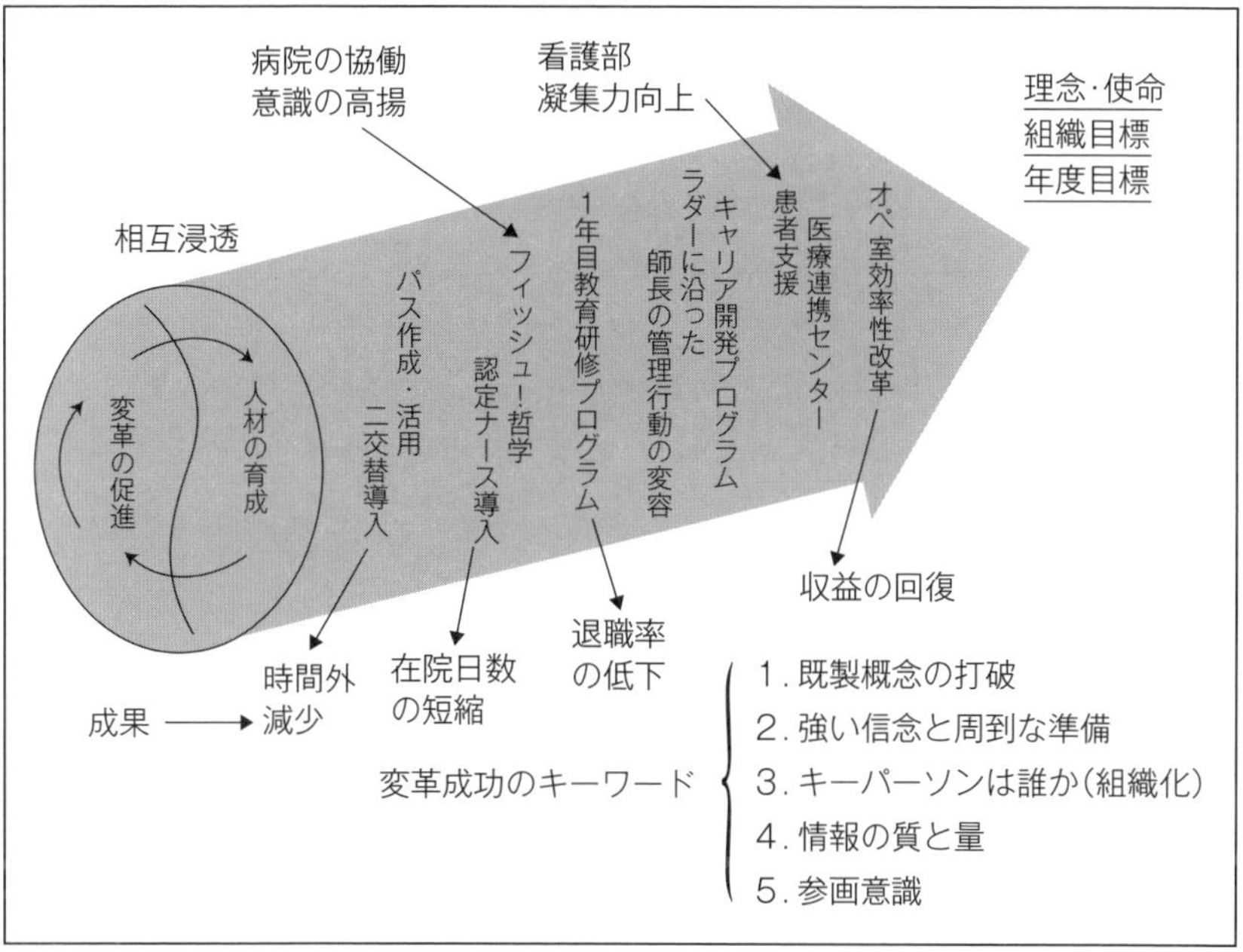

図1 当院の変革図

たと考えています。それと同時に、あくまでも命を守る専門職としてケアの質的向上が、われわれの本来の課題であることを忘れてはなりません。

近年、看護職の人材確保・定着が叫ばれ、フィッシュ！がその手段として活用される流れも見られます。しかし、フィッシュ！導入は、看護の専門性を高める実践力の強化と並行して進め、フィッシュ！によるマインドの高揚が医療現場を正しい方向へ発展させてくれることを願っています。

元気のなかった慈恵医大病院看護部にフィッシュ！導入を示唆してくれたワシントンDC・プロビデンス病院のシスター・キャロル院長から、「現場にフィッシュ！を取り入れる理由」と題した深く

現場にフィッシュ！を取り入れる理由

1、職員の態度をよい方向に向け、**モラル**を根本的に変えていく。
2、顧客を暖かく迎え、楽しませ、その**顧客が戻ってくる**ようにする。
3、自分の責任を**プラス思考と態度**で受け入れるようになる。
4、仕事中に自分本位に遊ぶことと、楽しく仕事をすることの**違いを知る。**
5、職場のバーンアウトを低下させ、**離職を削減**する。
6、仕事に対する満足度と、**管理者に対する満足度**が急激に上がる。
7、いつも楽で、楽しく、美しい仕事ではないが、**それでも仕事をするのが楽しくなる。**

資料1

て納得できる文章の抜粋を紹介します（資料1）。

今後は、フィッシュ！が築いた健全な組織風土を土台に、専門的教育システムや人事・労務管理、看護提供システムのさらなる改革など、すべてに効果的にフィッシュ！のエッセンスを活用し、職場の文化として根づかせていくつもりです。

3章

フィッシュ！導入の事例

●事例1

本庄総合病院

大矢 ノリ子（本庄総合病院看護部長）

●フィッシュ！を取り入れた経緯

私が看護部長に就任したばかりのため、新たに掲げた看護部の理念、方針及び目標をどのように展開するか思案していた時期、２００８年、埼玉県看護協会の研修会で、小路美喜子先生のフィッシュ！についての講演を拝聴しました。当院からは私と6名の師長が参加していました。そのときの師長たちの反応がすこぶるよく、「フィッシュ！を取り入れ看護部の基本方針の実践につなげましょう」と、全員で一致した考えを共有できました。

従来の仕事や研修に取り組むスタッフ個々は、ただ真面目に業務としてこなしているかのようでした。また、惜しみない協力と共に仕事に楽しく取り組む姿勢や態度、まして工夫した考えは、持ち合わせていないようでした。したがって、看護部の方針を徹底させていくには、フィッシュ！導入とＨＱＭ活動（職場改善活動）を連携させていくとよいという考えに至りました。

まずは、新しく組織化した教育委員会メンバー（各部署1名で担当師長を含めた10名）に伝達講習会を開催しました。その際、フィッシュ！導入の目的は、看護部理念と共に看護部の５つの方針を実践することに置きました。目標は「仕事も研修も楽しく。そして、働き続けられる職場環境をつくる」としました。

ＨＱＭ活動とリンクした講習会の内容は、フィッシュ！の４つの原理を具体的な例題を基に解説し、「鮮度１００％　ぴちぴち看護をめざしていこう。さて、プラス思考の今日のあなたのぴちぴち度は何パーセント？」の問いかけで締めくくりました。

そこでの話し合いの結果、「始めよう、まずは魚の形から」を合言葉に、できる部署から始めました。先駆けは、外来の看護師が「お互いの頑張っていることを書き出してくる」を皮切りに、それを魚の図に当てはめて、休憩室に貼り出すことから始まりました（写真１）。

それを見た東京に住むある医師が「フィッシ

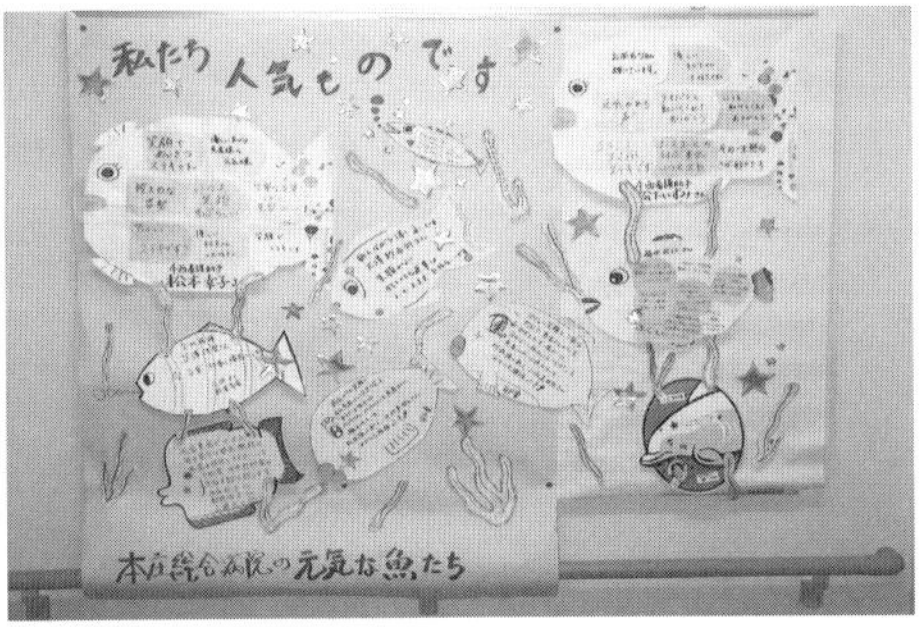
私たち 人気もの です
本庄総合病院の元気な魚たち
写真１

本庄総合病院の概要　2011 年度
所在地：埼玉県本庄市北堀 1780
病床数：287 床
診療科数：10 科
平均外来患者数：335 名
平均入院患者数：242 名
平均在院日数：22 日
病床稼働率：81％
看護職員数：142 名
看護配置：13 対 1
看護師平均年齢：33 歳
看護師の勤務形態：二交替

ュ！も荒川を渡ってきましたね！」と言われました。
ちなみに、看護部の基本方針の5つは以下の通りです。
1．安全で安心できる看護を実践します。
2．患者様が「大切にされている」と感じられる看護、介護を提供します。
3．職業倫理を基盤とした看護の専門性を深め、自己実現をめざします。
4．看護学生を始め、看護を学ぶ人々によりよい教育環境を提供します。
5．組織の一員として、病院経営に参画します。
また、この基本方針に則り看護部目標を以下の4項目に絞り、フィッシュ！活動に取り組みました。
①患者様の安全を守る（コミュニケーションを深め、チーム医療を強化するなど）
②教育風土の改善（クリニカルラダーに沿った教育プログラムを実施するなど）
③接遇の強化（常に笑顔を持って働く努力をするなど）
④働き続けられる職場づくり（「この病院が好きです」を合言葉に言える。子育て、介護の支援をするなど）

●フィッシュ！導入時の想い

各部署が魚の図の中に、スタッフ個人を自己紹介する部署や、その部署の師長がスタッフ各自の長所を書いて廊下に貼り出して紹介するなど、さまざまな形で表現しました。患者や患者家族を始め看護部以外の他部署の職員も関心を向けて見入っていました。何が始まったのだろうか？　そんな好奇心を持たせたことは確かでした。

仕事や他者に関心を寄せる活動が軌道に乗り始めたころ、廊下ですれ違う人同士の挨拶が自然に元気な声で飛び交うようになりました。そこで、特に朝の「挨拶」を重視しました。朝は1日の仕事の始まりで、職員個々の帰属意識を高める目的もあるからです。「皆が人財・全員が主役」でそれぞれテーマに沿った一言を話すことにしました。内容は「笑いあり。成功例・失敗例あり」で、その人となりを知ることができる場としてチームワークづくりにつながりました。

また、病院見学に来た就職希望者からも、院内案内をするときはまず初めに「挨拶が気持ちよく、感じがいい病院ですね」という声が聞こえるようになりました。この印象で入職につながったケースも多くありました。各部署のスタッフは、魚の図の中に自分が描かれていることで師長や周囲から自分自身の仕事をどう認められ、どのように評価されているのかがわかり、自己の重要性や存在感が確認できたようでした。

●HQM活動とフィッシュ！の連携

フィッシュ！導入1年目はHQM活動に「遊び心」を取り入れ、相手を尊重することで相手を喜ばせ、仕事や相手に興味・関心を向け、ポジティブな態度を選ぶという実践に取り組みました。２００８年度第１回ＨＱＭ活動の発表会には２グループより、フィッシュ！の考え方を取り入れた発表がなされました。

　リンク・グループの発表テーマは「気持ちよく入院患者を受け入れる環境にするためには?」でした。グループはアンケート調査を実施し、現状把握・原因分析をして４つの改善目標を掲げ実践しました。１つ目は、各部署リーダーとの連携。２つ目は、協力体制の強化。３つ目は、標語を作成し意識づけすること。４つ目は、職員間の感謝の気持ちを伝えることでした。

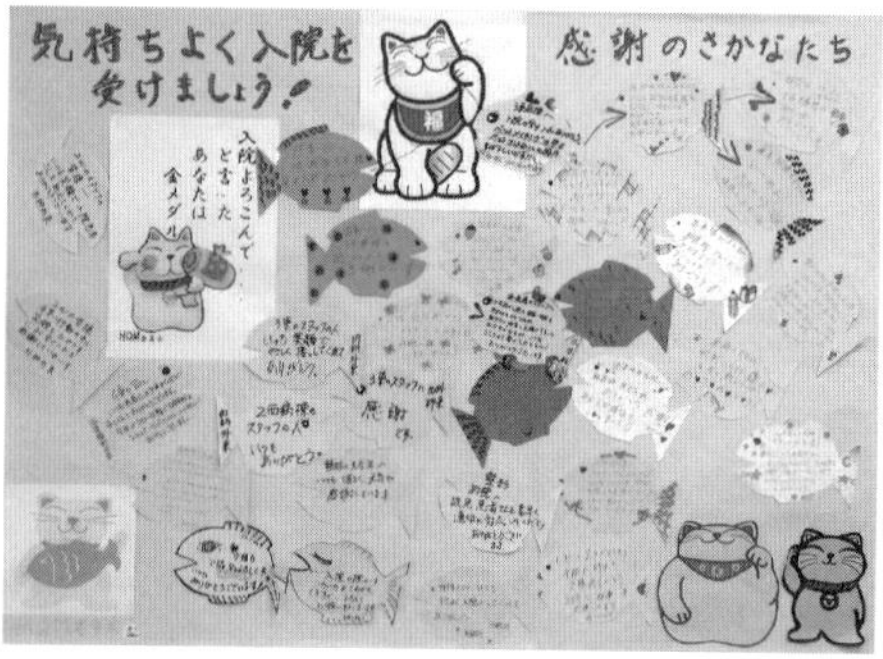

写真２

　標語の作成では「入院喜んでと言ったあなたは金メダル」という標語をイラストにして、「気持ちよく入院を受けましょう！」というスローガンの図に入れこみ、金メダルにふさわしい看護師の名前とエピソードを描き、当院の全職員がタイムカードを押しにくるところの壁面に貼り出しました（写真２）。

　結果は、医師を始め全職員の注目の的となり、病院内が明るく生き生きとした様相を呈しました。発表会には院長、副院長、事務長を巻きこみ、グループそれぞれを表彰しました。そこで、標語作成などは継続することになりました。

　２００９年の新年会では、２００８度元気な魚たち（教育委員会が選出した元気で頑張った看護師）10人に「フィッシュ！感謝状」と賞品を贈呈しました。2年目のHQM活動には事務部門が参加、3年目はリハビリ部門、薬剤部門、栄養部門、関連病院の参加も見られました。「看護部が変われば病院も変わる」ように、看護部のみならず他部門を巻き込んだフィッシュ！活動は、毎年ホテルで開催される全職員合同の新年会で、他部門への感謝の気持ちを感謝状及び賞品贈呈することで定着しました。

そして、フィッシュ！は伝染したように広まりました。

各委員会や卒後研修では、仮装して「ナイチンゲールの看護論」をテーマに寸劇に取り組みました（写真3）。また、研修会や新入職員オリエンテーションでも「接遇」「命の大切さ」をテーマに寸劇をして楽しみました。寸劇は大好評で、関連病院からも、ぜひ参加させてほしいとの要望があり、翌年より引き続き、笑いあり、涙ありの楽しい研修となりました。

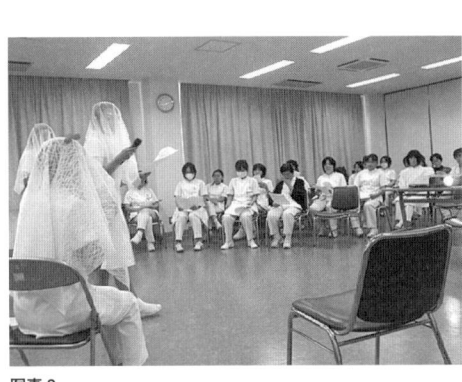

写真3

また、卒後1年目のプリセプターとプリセプティーの手紙交換を企画し、手づくりのケーキやお茶、お花の前で和やかにお互いの感謝の心を語り合いました。さらに、卒後3年目の接遇グループワークでは、各グループの結果を廊下に貼り出し、他の人たちにも見てもらいました。記録委員会や卒後研修では、講師担当者と会場参加者が共に楽しみながら学ぶことができています。

　そうした中、医師の側から「おはよう！」の挨拶が私たちにかけられるようになり、医師と看護師相互の信頼関係ができていきました。

●フィッシュ！導入の成果

　フィッシュ！導入による成果は、確実に上がりました。

　私が赴任当時、看護部は、組織化されていない、活性化されていない、噂話が横行している、チーム医療になっていない等の状況にありました。そこで何とか組織を活性化し、皆が楽しく仕事できる職場環境にしたい、という想いをフィッシュ！が後押ししてくれたと思います。

　２００８年度看護部目標の4項目は、ほぼ達成できました。フィッシュ！活動のプロセスでは、美点を見つめる視点で相互にほめ合うことを学び、他者に感謝する心を言動で表現できたことが特に喜ばしい点でした。噂話が好きな組織風土は自然に消えて、チームワークも芽生えました。また、研修が楽しく学べる場になったことも喜ばしいことでした。最近、患者から感謝の手紙や投書をよくいただくことから、患者満足度も確実に向上しているものと推察されます。

　フィッシュ！を導入し、ＨＱＭ活動も5年目を迎えた現在、看護部のみならず他部門も参画して病院全体がチーム医療の形を成してきたように思います。これから職員個々の自己実現をめざすと共に、働きやすい職場環境づくりや質の高い医療を求める看護部の基本方針や目標を遂行するに当たり、フィッシュ！はなくてはならないものだと思います。

人は皆、常に何かを決めています。フィッシュ！の４つの原理には、人間として当たり前のことを当たり前にやってみる、それは人を慈しむことに始まり、礼を重んじ、相手を信じる即ち、真に相手を思いやる想いが前提にあるものと考えます。

最近のスポーツ選手は、優勝したときに「スタッフと周囲の方々の支援のおかげで、勝つことができ感謝しています」のようなコメントをよく耳にしますが、これも本当に他者を称え感謝する心がそう言わせるものだと考えれば合点がいきます。したがって、フィッシュ！は、本来皆が有する心（マインド）を大切に育んでいこうという意味にも解釈できます。

また、医療サービスの視点で考えれば、顧客とは第１に職員であり、第２は患者ととらえることもできます。真の顧客満足を得るには、現場で患者と接する職員が仕事内容・仕事環境に満足していなければ、決して笑顔で患者に寄り添うことができないからです。

当院では、フィッシュ！の原点は永遠の課題ととらえ、いつまでも継続して取り組んでいきたいと考えています。

事例2
社会保険宮崎江南病院

土居早苗（社会保険宮崎江南病院看護局長）他

●フィッシュ！を取り入れた経緯（田中美枝　3階東病棟科長）

フィッシュ！との出会いは、２００６年7月26日の講義でした。7月24日から28日まで社会保険看護研修センターにおいて現任科長研修が行われた3日目のことです。今から講義だというのに、教室には楽しげな飾りつけがしてあり、お祭りでも始まりそうなウキウキした気持ちになったのを覚えています。

「フィッシュ！哲学を活用した職場活性化への試み」と題して、東京慈恵会医科大学附属病院（以下、慈恵医大病院）の大水美名子副看護部長（当時）の講義が始まりました。まさに目からウロコが落ちた講義内容でした。「どうせ働くなら楽しく仕事がしたい」というのは、自分自身の永遠のテーマでした。それが、このフィッシュ！との出会いで、目の前が大きく開けたような気がしたのです。

講義の最後に、職場の部下からのメッセージが届いており、まさにサプライズでした。１人ずつ披露され、私には1年目のスタッフからメッセージが届いていました。日頃スタッフから感謝の言葉をもらう機会はほとんどなかった私は、感謝と感激の気持ちでいっぱいになり明日からのエネルギーをもらったような気分になりました。人を喜ばせるとはこういうことか、これが人を幸せにすることにつながるのだとフィッシュ！体験から実感した瞬間です。

職場へ戻ったら、あんなことやこんなことをしてみたいと、自然にパソコンに向かっている自分がいました。人を喜ばせること、遊びを取り入れることなど思いつくままに書いてみました。「最初は形からでもいい、自分1人からでも始められる」という講義の教えを信じて、まず慈恵医大病院のまねごとから始めてみよう。ぜひ自分の部署からフィッシュ！を発進させ、他部署へ伝染させたい。それが自部署、自施設の活性化へとつながると思いました。

看護局長へ研修報告を行ったところ、局長は私の思いに賛同してくださり、科長・係長を集めて報告会、続いて全看護職員への報告会が実現しました。もちろん自部署でも報告をし、みんなの顔が生き生きするのを感じました。小集団活動の中にフィッシュ！係をつくり、部署での活動が始まりました。また、院内の教育委員をしていた私は、院内の教育研修にぜひ取り入れたいと企画の段階で意見を出し、みんながそれに賛同してくれたのです。

宮崎江南病院の概要　2011 年度

所在地：宮崎県宮崎市大坪西 1 丁目 2-1
病床数：269 床
診療科数：8 科
平均外来患者数：267 名
平均入院患者数：199 名
病床稼働率：77%
看護配置：7 対 1
看護職員数：253 名
看護師平均年齢：31.5 歳
看護師の勤務形態：変則二交替制

●フィッシュ！導入の取り組み（川﨑伸子　2階東病棟科長）

科長たちは、「オーロラ」と「すみれ」という2つのグループをつくり、小集団活動を行いました。グループ会は月に1回開催し、活動計画や各部署での活動報告やその効果などを話し合ったのです。最初に実行したのが、入職1年目の看護師の家族にハガキを出すことでした。家族は白衣で仕事をしているわが子の姿を見たことがないはずですので、白衣の写真とメッセージを添えて出すことにしました。

ハガキを出す時期は、夜勤が始まる7月頃にしました。ハガキを受け取った家族からもこれから始まる夜勤を頑張るように励ましのメッセージをいただくことができるのではないかというねらいがあったのです。1年目の看護師の反応は「ハガキありがとうございました。両親も大喜びです。食卓に置いて毎日眺めているようです」や「祖父母にもすぐ持って行って見せたそうです」など、上々でした。

各部署へのフィッシュ！の浸透については、科長たちがDVD視聴をした上で、それぞれの部署にフィッシュ！の担当をつくりました。どのようにすればスタッフが笑顔で元気になるのかについて次々にアイデアが生まれ、フィッシュ！という言葉が飛び交うようになりました。また、田中科長がフィッシュ！を看護局以外にも広めていくべく、院内広報誌の「南の風」に寄稿しました。以下に、今まで行ったことを挙げてみます。

①実習対策委員会

メンバーは新卒1~2年目の看護師で構成され、自分たちが実習先でされたうれしいことなど学生の視点で発想したことを実行しました。学校訪問用に温かみのある手づくりファイルでOB看護師として卒業した看護学校を訪問しています。

また、実習時に看護学生が使用するロッカーには、「ようこそ○○病棟へ。今日も1日頑張りましょう。わからないことがあったらなんでも聞いてね」と書いたイラスト入りのポスターを貼り迎えています（写真1）。

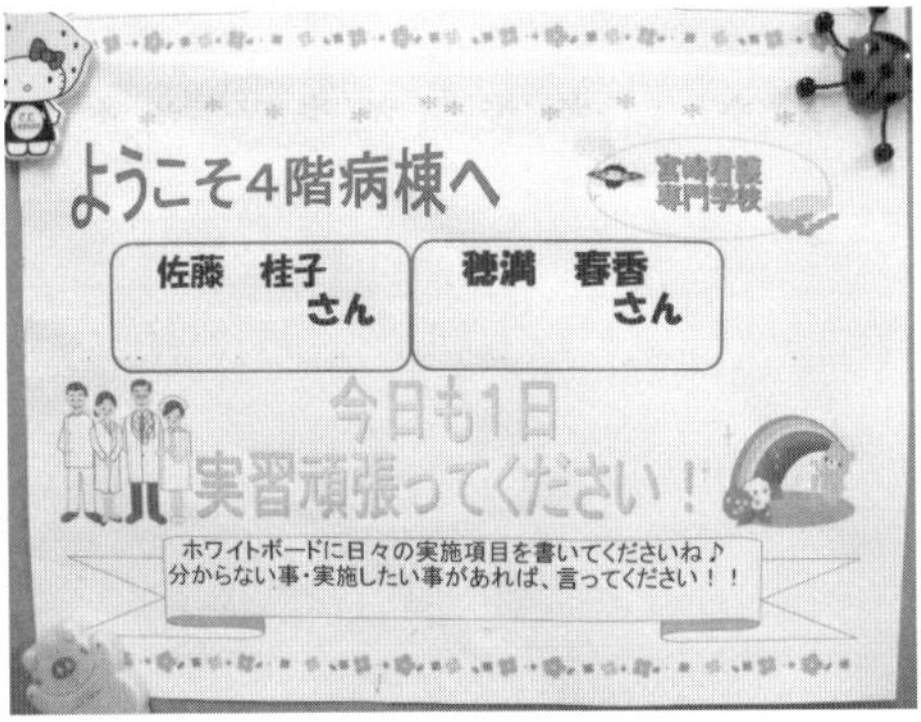

写真1

学生のオリエンテーションに使用する病棟の配置図には、病室のチーム分けや病棟内の配置が一目でわかるようにイラスト化しました。各学生にはひまわりの写真を添えた大きな文字の名札を配布し、学生さんとは呼ばず名前で呼ぶようにしています。また、実習終了時には、学生に終了証を授与して笑顔で修了できるようにしています。ある病棟では学生1人ひとりに患者からの直筆の一言も添えています。働きやすい病院だという印象を受けたと、当院の実習経験者が当院をそのまま志望することが多くなりました。

②教育委員会

当院に就職する新人看護師に対して行う入職前研修では、緊張をほぐすため音楽を流し、休憩中は、お茶やお菓子を供するなど、リラックスした雰囲気で新人を迎えています。

２０１０年度からは、入職前研修にフィッシュ！のミニ講義を取り入れました。ＤＶＤ視聴と、当院でのフィッシュ！の取り組みを紹介しています。教育研修のプリセプター研修では、私のプリセプティー自慢大会と題してプリセプティーのよいところ探しを行っています。プリセプターとプリセプティーがお互いに、日頃の感謝の気持ちをカードに書き、それを披露する時間も設けています。

③各部署での取り組み

外来診療科では、近所の保育園の協力で園児がつくった季節感のあるモニュメントや、スタッフが作成した飾りで受診の患者を迎えています。

訪問看護ステーションでは、休憩室に設置したホワイトボードにスタッフに対して気づいたことを書き込んでいます。夏なら「水分をたっぷりとって夏を乗りきろう！」、秋には「季節の変わり目です。体調に気をつけましょう」など。訪問看護には体力が必要で、スタッフ全員が健康で頑張っていけたらという思いで一言添えて提示しています。

病棟では医師の似顔絵を書き、スタッフの目につくところに掲示し、よく似ていると評判になっています。２０１１年度はウェルカムボードを作成し、新人からはとても安心したという声が聞かれました。また、〝患者さん・看護師の気持ち〟と題し川柳を募集してホワイトボードに書き、患者とともに看護師も励まされています。

スタッフ向けに病棟通信を定期的に発行している部署もあり、勤務表の次に注目されています。年度末の３月には、当院での１年目を終えようとしている新入職員に「あなたは、雨の日も風の日も台風の日も、安全安楽な看護をめざし業務に貢献され、１年目としての業務を修了されました。この頑張りをたたえ、今後もさらに努力することを期待します」という修了証を送っています。

介護老人保健施設サンビュー宮崎では、初詣に参拝できない利用者のために、ミニチュアの神社をスタッフが製作しました。利用者は「歩くことができないから、神社の参拝なんて長年諦めていたけど、こうやってできてうれしい」と喜ばれました。そのミニチュアの神社は、サンビュー神社と名づけています。

またユニークな取り組みの１つとして、院内見回り隊があります。これは、環境改善のためいろいろな職種の職員で構成されている委員が、定期的に院内を見回り、不適切な環境を指摘することで環境改善に努めているものです。しかし、他のスタッフからすると、荒探しのようであり好意的には見られていませんでした。

そこで院内見回り隊の隊長は、看護局のフィッシュ！活動を取り入れ、院内見回り隊は不適切な環境指摘からよいところ探しへ視点を変えた活動としたのです。環境改善要望書と院内清掃をポイント制にもしました。この取り組みの結果として、年間を通して一番ポイントの高かった部署が開院記念日に表彰されるようになりました。ポイントについては、中間発表も公表されることで、各部署が競い合い相乗効果をもたらしています。

●フィッシュ！取り組みのポイントと成果

当院のフィッシュ！取り組みのポイントは、広がりの早さと、科長会からの発信であったことです。また、笑顔を提供するのに費用はゼロとは言え、実際には、活動費用が必要な状況は出てきます。スタッフから自費で賄っていると報告を受けたこともあり、フィッシュ！活動費用について科長会で話し合い、各部署に図書費として配布していた費用を、フィッシュ！活動費として使用してよいことにしています。

フィッシュ！を導入した成果は、まず導入前３年間と導入後３年間の平均退職率を比較すると21・５％から９・９％へ大幅に減少したことが挙げられます。この間に看護師配置７対１が導入されたことも大きな要因であったと言えます。

次に科長会の雰囲気が明るくなりました。数年前の科長会は、例えば新任科長にとっては、静けさと緊張の中、苦痛そのものであり、陰では魔女会とも呼ばれていたようです。しかしフィッシュ！の活動を開始して、和やかな雰囲気に変わり意見交換ができるようになりました。

スタッフに、「もしフィッシュ！を取り入れていなかったらどうだったですか？」と問いかけてみたところ、答えは次のとおりでした。

「楽しみを考えるきっかけがない。毎日が愚痴の塊。マイナス思考で毎日を溜息つきながら過ごしていただろう。クレームが多くなりそう。褒めること、褒められることがない」「フィッシュ！と出会えていないことを考えたくない」。次に、「フィッシュ！と出会えてどうだったですか？」の問いに対しては、「お互いが理解し合うきっかけになる」「一服の清涼剤になる」「花を1輪飾っただけで会話が生まれる。伝染していく」「砂漠のオアシスみたい」「やればやるほど楽しい」「忙しい中で、フィッシュ！によりほっとする時間が生まれる」「相手に関心を持つようになった。なくてはならないもの」などの回答でした。

　フィッシュ！は、私たちが一言で言えば、仕事を上手にするための道具だと考えます。フィッシュ！と仕事を織り込みながら実践し、蓄えた元気と笑顔で人々の心に健康をもたらします。また、相手を敬い働きやすい環境になります。よい医療・看護を実践するにはフィッシュ！活動が鍵となるのです。

　フィッシュ！活動の実践により、よりよいコミュニケーションの機会が増えることで患者やその家族のみならず、医療者間との信頼関係を保つことができます。そのことが、クレームの発生減少や解消にもつながっていきます。現在は、形から導入したフィッシュ！が定着し、継続されつつありますが。今後、フィッシュ！を発展させていくためには、4つの原理をスタッフ全員が理解し、心の中にどれだけ定着させていけるかが鍵となるでしょう。そうでなければフィッシュ！は形骸化し本質を見失ってしまうと思います。

●今後やってみたいフィッシュ！活動

フィッシュ！を仕かけるのが得意な人がいます。そういう人は、常日頃から周囲の笑顔に触れることを楽しみにしてスタッフや患者との対応をしています。しかし、日本人気質と言えるかどうかわかりませんが、人によってはただの悪ふざけととらえる人もいます。そういう人への気持ちの切り替えとなるフィッシュ！が必要だと感じています。

まだまだ看護局主体のフィッシュ！活動ですので、病院全体にそしてさらに、地域の方々への働きかけもしていきたいと考えています。

また当院は、現在改築の真最中であり、入院患者や外来患者に騒音や迂回路などで、迷惑をかけています。ここで、ピンチをチャンスに変えるための発想の転換が必要です。フィッシュ！を活用すればいろんなアイデアが生まれます。看護局から病院全体、さらには地域の方々へフィッシュ！を広めるチャンスでもあるのです。

工事中の看板を見て楽しめるような工夫、行き止まりの表示を見て苦痛にならないような工夫、ご協力ありがとうございましたという看板やポスターの中に、また病院へ行きたい気持ちにさせられるような遊び心を取り入れる工夫などを思案中です。

事例3
社会医療法人秀公会あづま脳神経外科病院

牛渡悦子（前あづま脳神経外科病院副院長兼看護部長）他＊

●フィッシュ！を取り入れた経緯

社会医療法人秀公会は、福島県福島市の西部地区に位置し、「地域密着」をビジョンとして掲げ、保健・医療・福祉サービスを三位一体として提供している法人です。急性期医療を担う「あづま脳神経外科病院」を核として、在宅の訪問系サービスを備えた総合ケアセンター、入所１００床の老健施設「ケアフォーラムあづま」、小規模多機能型居宅介護事業所「なじみの里」、サテライト診療所「あづま脳神経外科病院附属ほばらクリニック」を併設し、急性期から在宅までの切れ目のないサービスを提供しています。

当法人の理念の中にこのような文言があります。「職員1人ひとりの働きがい、生きがいの向上を目指す」と。しかし、これまで法人では特別な取り組みはなされていませんでした。開設した当初は職員数70名でスタートした法人も、現在は介護施設、サテライトも含めると４５０名を超える職員数となり、組織が大きくなるにつれコミュニケーションも密に取りづらい環境になってきました。

＊我妻順子（同院総合ケアセンター長）、小野寺圭子（前リハビリテーション部主任）、上竹真由美（回復期リハビリテーション病棟主任）、丹野美幸（入退院調整看護師主任）

さらに、日々の業務の忙しさで互いを思いやることができず、徐々に殺伐とした雰囲気が漂うようになりました。それは患者対応にも反映し、「笑顔がない」「対応が冷たい」といった苦情が聞かれるようになったのです。

これに対し、接遇委員会でマニュアル作成やロールプレイングを実施し、表面的な対応の改善は得られましたが、依然として苦情の投書は続きました。このことから根本的な問題が解決されていないことに気づき、ひと工夫必要だと感じ始めました。そんなときフィッシュ！を導入している慈恵医大病院を始め他の病院のことを雑誌で知り、当法人でも導入しようと考えたのが２００９年のことでした。

そこで数名の職員をフィッシュ！研修に参加させ、それを飛躍21戦略会議（当法人における管理者会議）で発表することで、所属長に「こんな取り組みがある」ということを周知しました。そして何かを感じとった所属長の部署を中心に、フィッシュ！活動がスタートしました。

あづま脳神経外科病院の概要　2011年度

所在地：福島県福島市大森字柳下 16-1
病床数：168 床
診療科数：9 科
平均外来患者数：83 名
平均入院患者数：148 名
平均在院日数：17.4 日
病床稼働率：94.4%
看護職員数：86 名
看護配置：10 対 1
看護師平均年齢：33.5 歳
看護師の勤務形態：変則二交替

●成果のあった部署とその要因

この時点で、法人を挙げてフィッシュ！活動を行う体制はまだできておらず、フィッシュ！の存在を知らない職員も多かったのですが、率先して行い始めた部署がありました。初めにスタートしたのが総合ケアセンター（以下、ケアセンター）とリハビリテーション部（以下、リハ部）です。この２部署はスタートが早かっただけでなく、現在でも法人内のフィッシュ！活動において先駆的な存在です。成果のあった理由を、以下のように考えます。

①所属長がフィッシュ！を理解し、率先して活動を開始したこと

フィッシュ！を実践するためには、その意味を理解し推進する旗振り役が必要ですが、この２部署は法人にとってフィッシュ！が必要だと感じとり実践していった所属長の意識の高さが成功要因として挙げられます。導入の際にはフィッシュ！の意味や存在をまったく知らない職員に口で説明するだけでなく、所属長自らがフィッシュ！を誰よりも率先して積極的に実践することで、フィッシュ！の理解を深めさせました。

②活動から得られた感動が職員にフィッシュ！を浸透させたこと

フィッシュ！活動は、ともすればその場のパフォーマンスで終わってしまいかねませんが、行った成果（楽しさや感動）が職員の心に残り、フィッシュ！活動を行うことの意義が職員に理解できたことが、フィッシュ！の浸透につながったと考えます。

リハ部では、「フィッシュ！は職員だけ楽しむものではなく、患者にも満足してもらってこそのもの。患者の喜ぶ顔が職員の一番のモチベーションの向上につながる」という考えの下に、

夏祭りやのど自慢大会などのイベントを年に数回企画・実施しています（写真1）。そして、職員自身が患者と一緒になって楽しむこと、また自分たちが一生懸命準備してきたことがきちんと報われることを経験しています。また、ケアセンターでも所属長が毎月の給与ごとに1人ひとり異なった手書きメッセージを手渡す活動を行い、これに感動した職員が今度は逆に所属長に感謝状を送るというサプライズで所属長を感動させ、部署には互いを思いやるよい雰囲気が生まれました（写真2）。

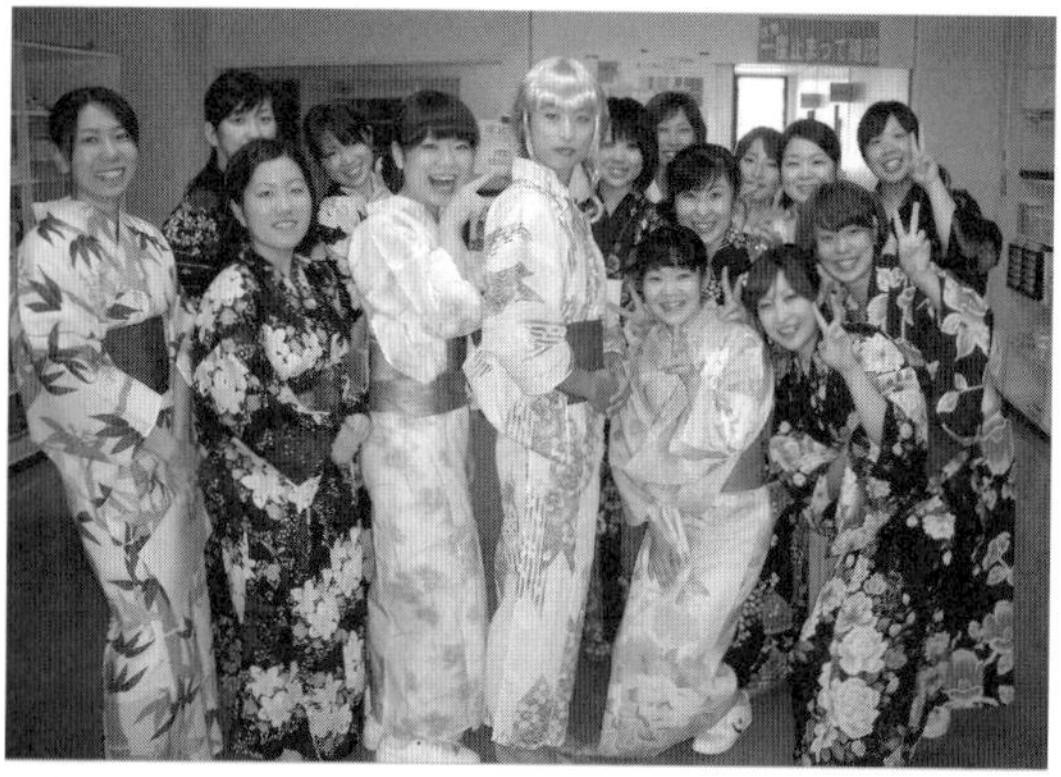
写真1

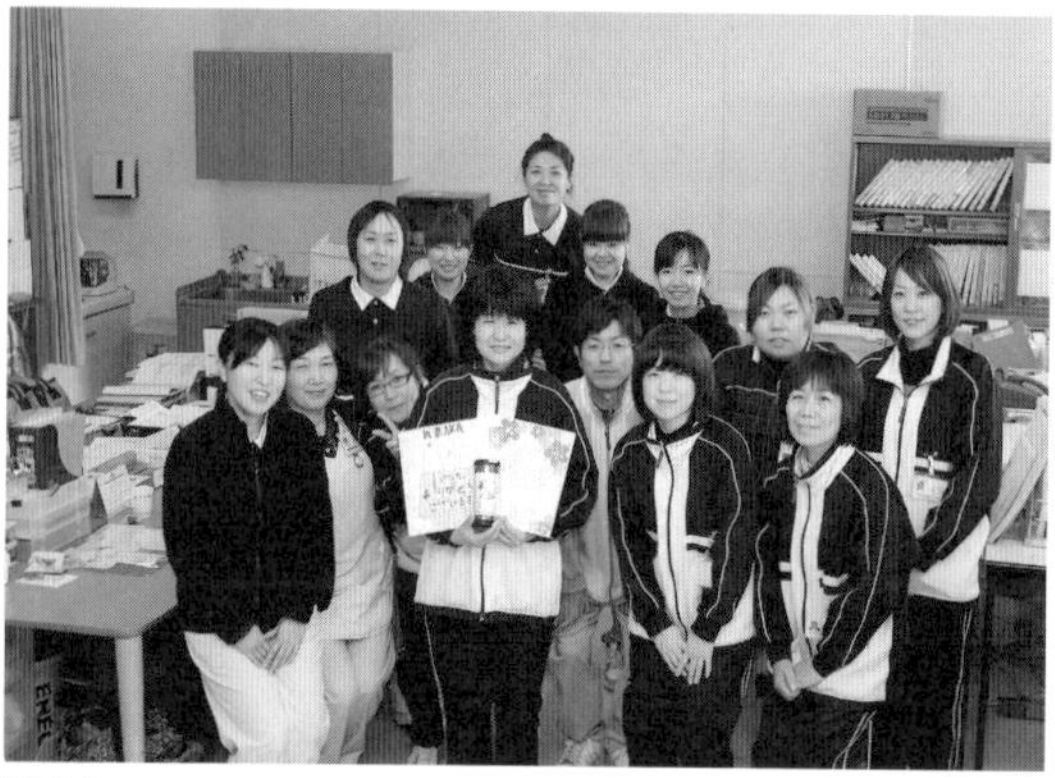
写真2

　このような活動の積み重ねにより、現在では所属長の指示ではなく、職員が積極的にフィッシュ！活動を提案し実践する風土が定着しました。

③所属長がフィッシュ！を理解し実践・支援していること

うまく進んでいない部

署の特徴として、所属長がフィッシュ！のよさを理解できていないことが挙げられます。何のために行うのか、その結果どんなことがもたらされるのか。それが理解できていないところでは必要性も感じられないため、当然フィッシュ！活動は進みません。逆にそのイメージをしっかり持って積極的にフィッシュ！活動を行っている部署は、法人内でも職場風土がよい部署として評価されています。

前述の2部署は、「フィッシュ！活動を行うことで職員に喜んでもらいたい、仕事は楽しいものだと思ってもらいたい」という所属長の思いが活動を通じて職員に伝わり、職員もそれに応える形で活動を始め、所属長が容認しバックアップしています。このスタイルが定着している部署が「成功した部署」の特徴です。つまり、所属長が率先して始めていかないとなかなか部署や職員にも定着しないということがうかがえ、フィッシュ！活動を進める上で所属長の役割は非常に重要であると言えます。

●法人挙げてのフィッシュ！活動を開始

２０１０年度には法人全体で「職場風土の改善」が年次経営計画に組みこまれ、各部署でのフィッシュ！活動が推進されるようになりました。さらにはフィッシュ！活動推進プロジェクト（以下、プロジェクト）が7月より始動し、ついに法人全体でフィッシュ！活動を行う土壌が整いました。

とはいえ何をしたらよいのかわからない職員が多く、行ったことのあるフィッシュ！活動がサンキューカードだったこともあってか、「サンキューカード＝フィッシュ！」という誤った認識から活動の幅が広がらない部署が多々見られました。

そんな中、11月に慈恵医大病院の高橋則子副院長によるフィッシュ！講演を、法人の学術研究発表会記念講演という形で拝聴できました。フィッシュ！のDVDに始まり、慈恵医大病院での楽しげな活動の様子を聞き、最後には素敵な贈り物（ストレス撃退のための道具）をいただきました。この講演をきっかけに、フィッシュ！への理解が深まり、各部署での取り組みの内容が少しずつ変化し始めたのです。

①最も成果のあった部署・回復期リハビリテーション病棟

当法人では年度末に職員表彰制度を行っています。２０１０年度には新たに「働きやすい職場で賞」という賞が設立されました。これはフィッシュ！活動が活発に行われており、よい職場風土で生き生きと職員が働いているという部署に送られるものです。プロジェクトより推薦され、表彰委員会によって決定されます。記念すべき第1号は、回復期リハビリテーション病棟（以下、回復期病棟）が受賞しました。

看護部と言えば、時間に追われながらめまぐるしく業務をこなさなければいけない中、患者にはつらい顔を見せることはできない、非常にストレスの多い職場であります。「正直、フィッシュ！どころではない」という声もちらほら耳にしますが、そういった中、なぜ回復期病棟がフィッシュ！活動で成果を上げることができたのか？　以下にその軌跡を述べます。

②回復期病棟では「呼びかけ・巻き込み・引き寄せる」を合言葉にフィッシュ！が浸透

　回復期病棟ではプライマリーナーシング体制を新たに導入しました。1人の患者に対しより深く接することのできるメリットがあると同時に、責任も今まで以上に求められるようになり、職員にはストレスが重くのしかかっていました。それに加え、諸事情により病棟課長が不在の時間が多く、導く者がいない状況下で職員の不安はピークに達し、誰もが仕事を楽しむ余裕などなく、雰囲気はぎくしゃくしていました。

　そんな状況が半年ほど続いた日、ある主任から「この現状を変えていきたい。フィッシュ！を取り入れてみませんか」という提案がなされました。それを受けた病棟課長は自ら本を購入しフィッシュ！について学び理解を深め、部全体で取り組むことを決意しました。そして「呼びかけ・巻き込み・引き寄せる」を合言葉に、フィッシュ！のワーキンググループを結成し、メンバーが中心となってフィッシュ！活動が始まりました。

　さまざまな活動が行われましたが、活動が盛り上がるきっかけとなったのは病棟課長から職員1人ひとりにあてた手書きのメッセージカードとお菓子でした。初めて課長からもらった温かいメッセージに、病棟職員一同感動し、笑顔が生まれました。

　実はこの出来事の前に、職員が先に課長を感動させることがありました。それは課長の誕生日にケーキを贈ったのです。このとき「こういうのってうれしいものなのね」という課長からの言葉があり、おそらく課長が感じた喜びを、今度は職員にも返したいという気持ちからクリスマスプレゼントを渡すことにつながったのではないかと思います。これを機に病棟の雰囲気は明るく活気のあるものに変化していきました。

勢いがついたフィッシュ！活動は病棟職員内のみに留まらず、患者に喜んでもらいたいという方向へ拡大しました。バルーンアートのボランティア（写真３）や、季節に応じた掲示板の装飾などを企画し実施しました。職員と患者が共に楽しむこと、そして楽しんでもらったことが喜びとなり、職員の笑顔につながる。そんな好循環が生まれました。そして活動を支える背景には課長からの支援がありました。

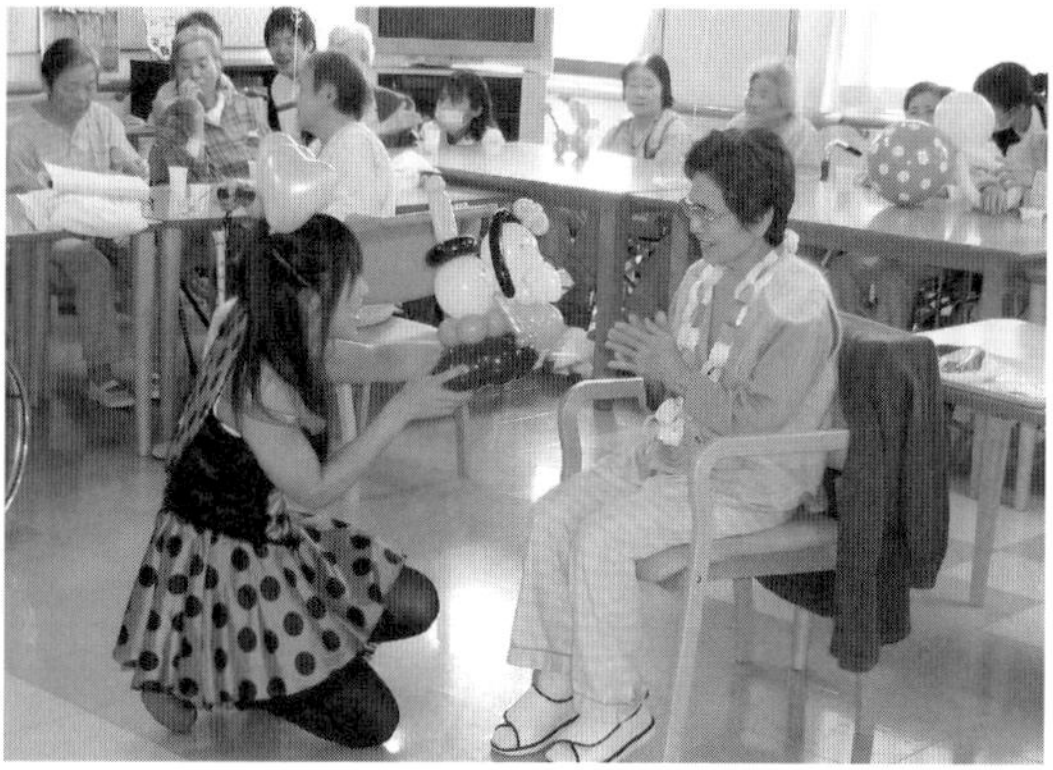

写真３

③自他共に認める職場風土の改善

フィッシュ！に関するアンケート調査では、「フィッシュ！活動を行ったことによって自部署の職場風土がよくなった」と答えた職員が法人内で最も多く、職員自らがその変化を実感しました。他の職員からも、「回復期病棟は変わった」という評判をよく耳にするようになり、改善ぶりは自他共に認めるものでした。全員が納得の「働きやすい職場で賞」を受賞しました。

回復期病棟の成功要因は、前述した2部署と異なります。それは「職員が率先して活動を進めていったこと」です。所属長不在の中、上からの指示を待つだけでなく、職員自らが現状打破のために動いたこと、そしてフィッシュ！活動を所属長に対して行うことでフィッシュ！のよさを体感してもらい、所属長が活動に参加したいと思える状況が生まれたこと、そして所属長から職員にフィッシュ！活動が行われ、そのときの感動から部署全体でフィッシュ！に取り組む流れができたこと。これらは、職員の働きなしではありえなかったと考えます。当法人の成功事例を通じて、フィッシュ！は所属長が率先して行うだけでも、職員だけが頑張るのでも不十分で、両者が互いに「よい方向へ変えたい」「相手に喜んでもらいたい」という気持ちがあって成功するものだということがわかりました。

●法人内での活動状況

賞こそは取れなかったものの、法人内でもキラリと光るフィッシュ！活動が見られました。例えば、ほぼらクリニックでは、外来患者が誕生日のときに、医師からバースデーカードを手渡してもらい、医師を巻き込んだフィッシュ！活動を行っています。看護部主催の家族ケア研修の中でも、かわいらしい手づくりコースターに温かい飲み物を用意するなど毎回趣向を凝らし、参加者に和やかな気持ちで研修に臨んでもらっています。事務部では職員の誕生日に写真をみんなで撮り、メッセージカードと共に額に入れて手渡しています。

こういった活動は、当事者にしかわからず他部署の職員には伝わらないため、よい事例を拾い上げ職員に周知していくのがプロジェクトの役割です。自部署だけで考えて継続させていくのには限界があること、マンネリ化に陥りやすいこと、そういったことを考慮し、他部署の取り組みを知って参考にしてもらうとともに、フィッシュ！へのモチベーションを向上させることが目的です。また、「フィッシュ！活動事例発表会」なるものを年に3回開催し、目ざましい活動成果のあった部署の紹介や、フィッシュ！に関する意見交換、またサプライズイベントを行い、フィッシュ！の楽しさ、よさを伝えています。

フィッシュ！活動をやりなさい、と強制するのではなく、自らが「フィッシュ！活動を行ってみたい！」と思わせること、そのためには「フィッシュ！はこんなに楽しいんだ！」と体験してもらうこと。回りくどい方法かもしれませんが、職員の気持ちに変化が起こることで法人内にフィッシュ！が浸透すると信じ、プロジェクトメンバー一丸となって活動しています。

●これからの課題

フィッシュ！が導入されて2年。現在は自部署でのフィッシュ！活動が定着しつつありますが、課題も見えてきました。まず、フィッシュ！活動が部署によって温度差があり、特に人数の少ない部署でなかなか進まないという現状があります。該当部署からは人が少ないために活動を進める人がいないということや、どんなことをすればいいのかわからない、といった声が聞かれました。

さらに、所属長のフィッシュ！に対する思いの違いも温度差を生む原因となっています。「自分たちの部署は人間関係も仕事も問題ないからフィッシュ！は必要ない」。こういった考えの所属長がいる部署ではフィッシュ！が行われるはずがありません。そのため法人全体で取り組んでいる課題であることを認識させ、自部署だけよければいいという考えを覆すところから切りこまなくてはいけません。

どちらも非常に根の深い問題であり、一朝一夕には解決が難しいですが、プロジェクトを中心に法人全体で改善していきたいと思います。また、フィッシュ！活動が自部署内に留まっているため、他部署と協働する取り組みを今後もっと増やし、法人全体を風通しのよい、働きやすい職場にすることも今後の課題の1つです。

「どうせやらなくちゃいけないんなら、楽しくやったほうがいい」。先に述べた高橋則子副院長の講演で、非常に印象に残る言葉でした。「忙しい、つらい、つまらない」で終わらず、「どうやったら楽しくなるかな？」「私も何かやってみようかな？」というように思う職員が増えれば、当法人の「職員1人ひとりの働きがい、生きがい」は向上することでしょう。そのために、今後も地道に活動を続けていきたいと思います。

関連情報

職場に「哲学」を吹き込む研修プログラムＤＶＤ「フィッシュ！」シリーズ

羽賀　芳秋
（株式会社アイエヌエー・インターナショナル代表取締役社長）

弊社が日本の人材開発市場に研修用ＤＶＤ「フィッシュ！」をご紹介して、２０１１年で10年が経過しました。当初は日本の人材開発の関係者にどの程度評価され、活用いただけるのか不安な船出でありましたが、現在に至り国内で広範な職種の組織でご利用いただき、ユーザー数は２０００に迫っています。〈職場に「哲学」を吹き込む映像商品〉という新しい研修用映像素材のコンセプトが、日本の人材開発市場に一定のインパクトを与えたものと自負しています。では、フィッシュ！シリーズ（以下、フィッシュ！）の足跡を振り返ってみたいと思います。

●米国でのフィッシュ！登場の背景と日本への導入

90年代に米国で仕事をした私の経験からすると、経営の中枢にいる一部のマネジメント層は別として、一般の従業員は、いかに早く自分の仕事を切り上げて自分自身や家族とのプライベートな時間を楽しむかに神経を集中している、というふうに見えます。

これは実は非難すべきことではなく、ある意味で社会がそこまで余裕のある段階に達しているということです。そういう企業風土の中で、そういったスタッフをいかにやる気にさせてパフォーマンスを上げさせるかということは、企業のマネジメントにとって死活問題であることは容易に想像がつきます。

逆に従業員側にとっても、いかに日常の「つまらない」仕事をやりがいを持ってやるか、というのは人生の重要課題です。こうして需要のあるところに商品が生まれ、品質も向上します。米国ではすでに何十年も前から、このような人材開発用の素材が開発され、それらを活用して企業研修などを実践するコンサルタントが生まれ、また各種の教育訓練機関やビジネスが生まれました。

こうした中で、教育用フィルム会社などが中心になって多くの人材開発用ビデオが開発されてきました。その中で大成功を収めたビデオが、フィッシュ！というわけです。日本でも、失われた90年代の後、社会の構造改革の中で、終身雇用・年功序列といった日本的経営の一角が崩れ、雇用の形態や働き方の変化に伴って労働者の意識も変わってきました。そして大胆なリストラが行われる一方で、企業も人材開発投資を相対的に増やしてきました。いわば人材開発市場に大きな「パラダイムシフト」が起きたのです。

●研修用映像ソフトとしてのフィッシュ！

これまでの日本の人材開発市場（コンサルティング市場）にはいくつかの特色がありました。第1には、コンサルティング会社などが個別に企業に入り、研修やコンサルティングを行う、つまり人材開発のアウトソーシングが主流であったこと。これは当然のことながら、企業にとっては相当なコストがかかります。

第2は、その内容です。これまでの企業研修と言えば、①簿記などの実務的なもの、②アカデミックな理論的なもの、③著名人のお話、といったものに傾斜していたのではないでしょうか。職場に「哲学」を吹き込んでパフォーマンスを上げる、というような視点はあまり見られませんでした。

さらには、ビジネスにおける戦略決定、日常の仕事の組み立てや目標設定、あるいは職場の人間関係、といった領域において、現実のビジネスシーンに立脚した研修を企業自身で組み立てられるようなソフトは、特に「映像ソフト」という観点では、ほとんど皆無でした。これまでの研修用映像ソフトと言えば、例えばビジネスマナーとか、会計実務、販売手法、ＩＳＯのような品質管理関連など、「個別の職務スキル」を磨くためのものは、それなりに充実していました。しかし、職場の、事業所の、ひいては企業全体としてのパフォーマンスを上げるための研修用ビデオソフトは、ほとんどなかったのです。

こうして企業自身が個別のニーズに合わせて選択・加工し、職場に「哲学」を植えこむことによって生産性を上げる、という種類の映像ソフトは、日本でも必要とされていました。弊社が２００１年に初めて日本に紹介したチャートハウス社のフィッシュ！は、まさにそのような製品だったのです。奇しくもその要諦を、フィッシュ！哲学と呼ぶように、シアトルの魚屋が実践して成功した仕事の仕方（あるいは経営手法）の原理は、職場にパフォーマンス向上のための「哲学」を導入しましょうというものです。

さて、私はこのビデオを初めて見たとき、日本ではまだ少し早いのではないかと思っていました。と申しますのは、当時の日本人労働者は、日本的経営の中で、ある意味ぬるま湯につかっている部分もあり、逆に言えば自らの所属する企業に対する忠誠心も高く、米国の労働者のように（誤解を恐れずに言えば）とにかく収入確保のために仕事をやっていて、できれば少しでもサボりたいし、早く職場から逃げ出したいと四六時中思っている、というような状態ではないのではないか、もっと仕事へのロイヤリティが高いはずだと思っていたからです。

もちろんフィッシュ！で取り上げられている魚屋の仕事はきついでしょう。１日中立ちっぱなしで、魚は臭うし、氷を扱うので腰も冷えます。お客は冷やかしも多くてまともな客ばかりではありません。給料はとても高給とは言えません。だからと言って、彼らのように仕事に「遊び」の要素を取り入れ、毎朝今日も生きるために、稼ぐために職場に行くんだと「態度を決め」なければならないほど、日本の労働者のモチベーションは低くはないだろうと考えていたからです。

しかし、フィッシュ！のＤＶＤの価値をお客様に教えられました。ちょうど日本社会の構造改革の時期に当たり、日本人の働き方が変化してきた時期だったこともありますが、やはりいつの世にも厳しい職場環境に置かれている人々はたくさんいて、その中で少しでも「楽しく」「やりがいを持って」仕事をしたいと願う職場はこの日本にも数多くあるのだということを、この10年間の弊社の販売実績が証明しているように思われます。

●日本での実績と今後の展開

1．累計ユーザー数とその内訳

これまでの弊社ビデオソフトの累計顧客数は、２０００社に近づいています。その中身は、個人を含め、一般企業、各種の団体・組織など多岐にわたります。その職種や業界もさまざまです。当初は外資系の販売会社などが主流でしたが、その後コンサルティング業界での活用へと広がり、そして各企業が自社独自の活用方法を確立して利用する段階に入り、職種も流通から製造へ、さらには外食、エンターテインメント、保険、官公庁、教育、そして大きな流れとなった医療関係などへと広がってきました。

2．今後の展開

弊社では、ＤＶＤ・フィッシュ！を、ユーザーの皆様にさらに使っていただきやすい環境を整えるため、今後の方針として以下のような活動を進めております。

①ケーススタディ編「フィッシュ！テイルズ」シリーズの日本語版の追加（合計4タイトルへ）
②研修担当者用マニュアル「フィッシュ！ガイド」を日本語版で提供
③弊社ウェブサイトの充実。とりわけ日本語版プレビュー映像の充実
④弊社ウェブサイト上での研修用関連小物の販売
⑤日本版成功事例集「フィッシュ！テイルズ　ジャパン（仮題）」の制作
⑥弊社ウェブサイト上での視聴販売の導入（いわゆるｅラーニング）

現在弊社で扱っているフィッシュ！関連の主な商品を文末に示します（価格はいずれも標準価格。為替レート等により変動しますので最新情報をご確認ください。送料・消費税は含まず）。詳細は弊社ウェブサイトをご覧ください。

3．販売価格について

フィッシュ！のＤＶＤ価格については、あるいは「少し高いな」とお感じになるかもしれません。しかし、私たちは必ずしも高いとは思いません。そこでその背景についてご説明しておきたいと思います。

フィッシュ！の価格は以下のように決まっています。まずこれは、ＤＶＤ１枚だけの値段ではないということです。これは「フィッシュ！」という、いわば人材開発用の映像プログラム全体の「著作物使用権」を取得いただくための対価だとお考えいただきたいのです。

ＤＶＤのご購入者は、それを手元に所有する限り、このプログラムを活用する権利を保有し

ます。つまり著作物使用権が保証されます。弊社ではご購入の際にプログラム使用許諾書（保証書）を発行する一方、お客様の情報は著作権保持者である制作者のチャートハウス社に報告され、著作物使用権保護のために登録されます。こうした背景から、ＤＶＤは世界共通価格となっています。

　このように、単に１枚のＤＶＤの価格ではなく、１つの優れた研修用プログラム全体に対する投資であるとお考えいただければ、この価格も十分に妥当性のある価格だとお感じいただけるのではないでしょうか？　例えば、社員研修をすべてアウトソーシングしたり、著名な講演者を招いて研修を行ったりする際のコストと比較すると、半永久的に繰り返し大勢のスタッフが活用できるＤＶＤは、むしろ経済的な投資と言えるかもしれません。

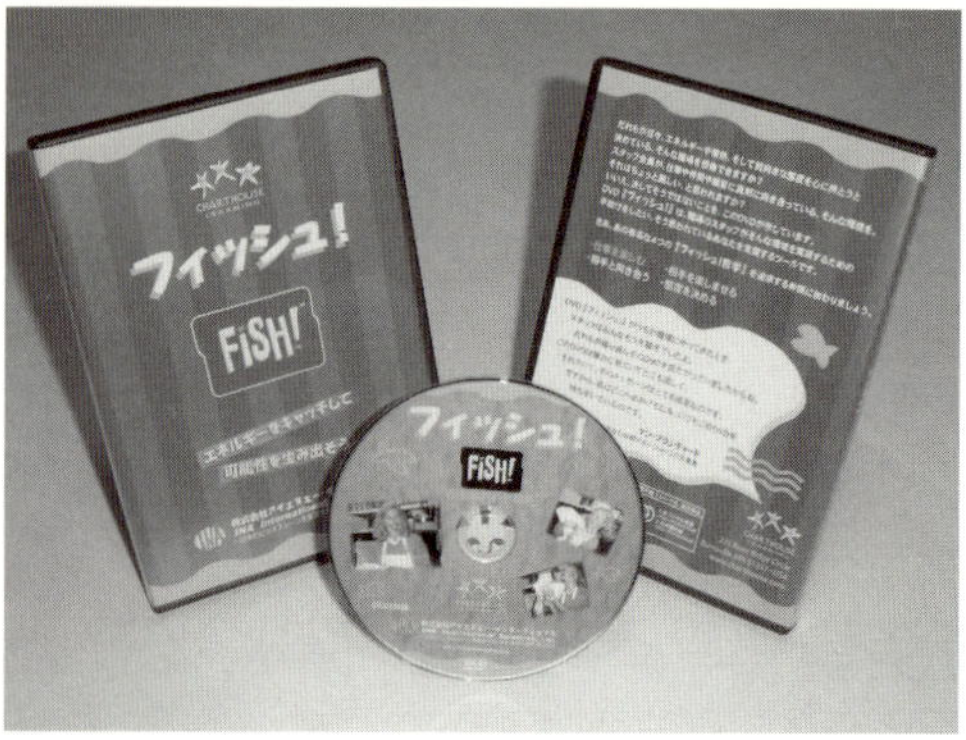

写真１

DVD プログラム（詳細は弊社ウェブサイトをご覧ください）

①基本編：フィッシュ！　吹替字幕マルチ版	18 分	85,000 円	（写真１）
②続　編：フィッシュ！スティックス　字幕版	18 分	80,000 円	
③事例編：ジャンプ・スタート（自動車販売会社）　字幕版	12 分	30,000 円	
④事例編：ヴァイタル・サイン（総合病院）　字幕版	18 分	30,000 円	
⑤事例編：スプリント（コールセンター）　字幕版	5 分	27,000 円	

注：価格や付属品セットの内容は随時変動します。

研修用関連小物　(写真は１例：詳細は弊社ウェブサイトをご覧ください)

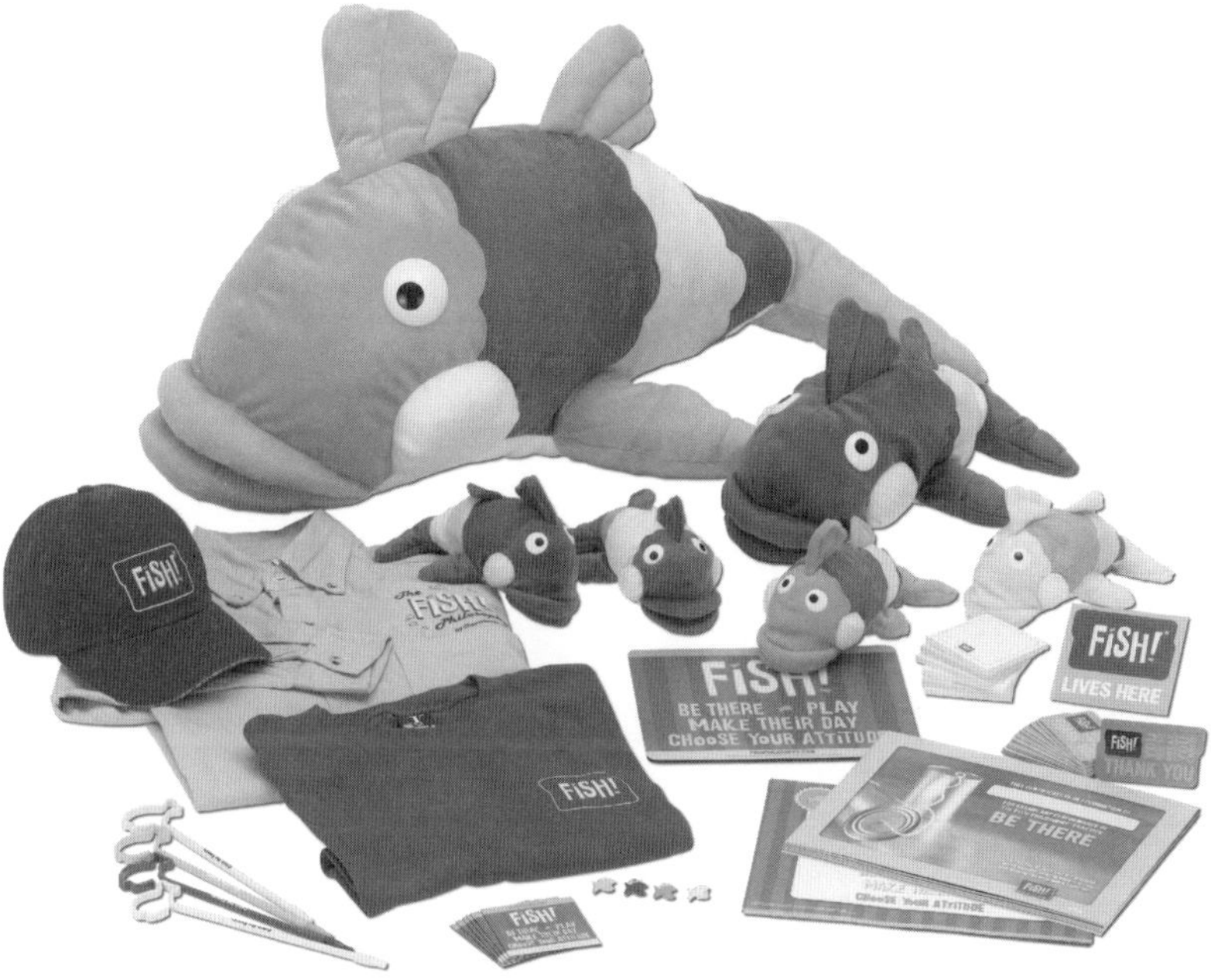

●お問い合わせ先

株式会社アイエヌエー・インターナショナル

〒362-0803　埼玉県北足立郡伊奈町大針 72-1

TEL：048-720-1736 ／ FAX：048-720-1734

ウェブサイト：http://www.ina-int.co.jp

Eメール：info@ina-int.co.jp.

エピローグ

日体大生からのエール

われわれ看護の現場に日本体育大学4年生（体育学部保健学科健康教育専攻）が、毎年夏の4週間、看護実習に来ます。彼らは外来・病棟・救急部・手術室など関係部署で講義も受けながら実習します。その間には小児病棟で拒食症の女児と出会ったり、老人の突然の死に遭遇したり、手術室では手術が始まる前に気絶していたりと、日常では出会わない経験をし、人間の生・病・老・死や、命への畏敬の念など、多くの学びを重ねていました。

そんな彼らが実習の最終日に、われわれに自作の曲を自演し、感謝とエールをくれました。

♪ 僕たちがここにきて1カ月、何もできない僕たちを、嫌な顔せず受け入れてくれたあなたたちに贈ろうこのミュージック、感謝の気持ちを。

♪ 苦しいけれど人は生きている。辛いけれどみんな生きている。自分のまわりの思いに必死に応えようとしている。

♪ 体が動かなくたって、喋ることができなくたって、僕たち以上に強い力持ってる。

♪ そう、そのことを強く感じた、この場所は教えてくれた、命の持つ本当の力、命の持つ本当の光、それは僕たちの心に大きな思いと足跡を残した。

♪ 本当の幸せの意味を、命のはかなさを身を持って教えてくれたあの人、伝えてくれたあなた、それは言葉では学ぶことができない魂が持ついろんな力、人の真から触れているもの、いろんな多くのことを教えてもらいました。

♪ ありがとう、心より感謝の気持ちをこの曲にいっぱい詰めて、伝えたい気持ちをいっぱい詰めて、ここで出会ったたくさんの人に届け、この感謝の気持ち。

♪ あなたが残してくれたもの、あふれるくらい大きくて大切なもの、感じさせ、教えてくれたあなたやみんなにありがとう。ここで感じたたくさんのこと、いつまでも、いつまでも僕たちの中から消えることない大切な思いを。

♪ これからもたくさんの人救ってあげて、いろんな人に元気あげて、僕たちが貰ったように。

♪ そしてあなたたちも元気でいられますように。心より贈るメッセージ、感謝の気持ち、僕たちみんなから贈る〝ありがとう〟

　実習初日の挨拶が「オッス」だった体育会系の彼らを、たった4週間でこんなにも変える力が、看護の現場にはあるのです。そのことをわれわれ自身がもっと認識しなくてはいけないと痛感させられました。そしてこれは当院の看護部だけではなく、すべての看護現場にいる人たちに贈られたエールとして大切にしていきたいものです。

　フィッシュ！が1人ひとりに浸透していくことで、形から中身へ、健全で有効な組織文化が醸成されることを願っています。

謝辞

元気をなくしたわれわれは、組織を愛する教職員たちと彼らをリードする執行部役員たち、そして外部の方からの多くの支援があって、大きな危機から脱出することができました。

特に看護部に関しては、フィッシュ！の力を借りたことは、危機から脱出した上に、職場の活性化が図られ、他の病院組織からも研修見学者を招くほどになりました。これらを推進するに当たり、当院にフィッシュ！をご紹介くださり米国の病院研修にも力を貸してくださったシスター、キャロル・キーハン（元ワシントンＤＣ・プロビデンス病院院長）、その仲介と当院の看護教育にも多大なご尽力を頂いている住吉蝶子客員教授、われわれを信じて新しい取り組みを肯定してくださっている森山寛病院長、導入時に副看護部長として機動力を発揮し、土台を築いてくれた大水美名子元看護部長などの皆様に心より感謝いたします。

また、本書の基となった雑誌『看護』２００８年5月臨時増刊号「フィッシュ！哲学による活き活き組織のつくり方」に続き、単行本としての新たな企画を推し進めてくださった日本看護協会出版会書籍編集部の青野昌幸氏にも心より感謝いたします。

小路美喜子

看護組織《かんごそしき》の活性化《かっせいか》と変革《へんかく》へ

フィッシュ！の導入《どうにゅう》と実践《じっせん》ガイド

2012年4月15日　第1版第1刷印刷　　定価（本体1,800円＋税）
2012年7月30日　第1版第2刷発行　　〈検印省略〉

編　　者　東京《とうきょう》慈恵会《じけいかい》医科大学《いかだいがく》附属《ふぞく》病院《びょういん》看護部《かんごぶ》
編集責任者　小路《しょうじ》美喜子《みきこ》
発　　行　株式会社 日本看護協会出版会
〒150-0001　東京都渋谷区神宮前5-8-2　日本看護協会ビル4階
（営業部）Tel/03-5778-5640　Fax/03-5778-5650
〒112-0014　東京都文京区関口2-3-1
（編集部）Tel/03-5319-7171　Fax/03-5319-7172
（コールセンター：注文）Tel/0436-23-3271　Fax/0436-23-3272
http://www.jnapc.co.jp

デザイン　手塚久美子（móno）
カバーイラスト　篠原かおり
印　　刷　株式会社 フクイン

ISBN978-4-8180-1649-1